LA MÉDECINE DES ACCIDENTS

ou

DICTIONNAIRE DE MÉDECINE

A L'USAGE DES GENS DU MONDE

Indiquant, dans un langage dépouillé de termes techniques, ce qu'il convient de faire au début de toutes les maladies, en attendant les conseils d'un Médecin, et surtout, les premiers secours à donner dans les accidents. tels que : Blessures, Asphyxies, Empoisonnements, etc., etc.

SUIVI D'UN

PRÉCIS DE PHARMACOLOGIE

Par M. BESSON

Pharmacien-Chimiste

Elève de l'Ecole supérieure de Paris :
Membre titulaire de la Société impériale zoologique de France.
de l'Institut Polytechnique de Paris.
de la Société linnéenne de Lyon ;
Membre honoraire ou correspondant de plusieurs Sociétés savantes

LYON

EN VENTE CHEZ TOUS LES LIBRAIRES
Et chez l'Auteur, cours Morand, 12.

DICTIONNAIRE

DE MÉDECINE

LA MÉDECINE DES ACCIDENTS

OU

DICTIONNAIRE DE MÉDECINE

A L'USAGE DES GENS DU MONDE

Indiquant, dans un langage dépouillé de termes techniques, ce qu'il convient
de faire au début de toutes les maladies, en attendant les conseils d'un
Médecin, et surtout, les premiers secours à donner dans les accidents,
tels que : Blessures, Asphyxies, Empoisonnements, etc., etc.

SUIVI D'UN

PRÉCIS DE PHARMACOLOGIE

Par M. BESSON

Pharmacien-Chimiste

Elève de l'Ecole supérieure de Paris ;
Membre titulaire de la Société impériale zoologique de France,
de l'Institut Polytechnique de Paris,
de la Société linnéenne de Lyon ;
Membre honoraire ou correspondant de plusieurs Sociétés savantes.

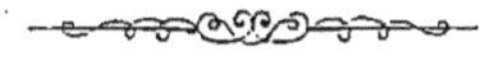

LYON

EN VENTE CHEZ TOUS LES LIBRAIRES
Et chez l'Auteur, cours Morand, 12.

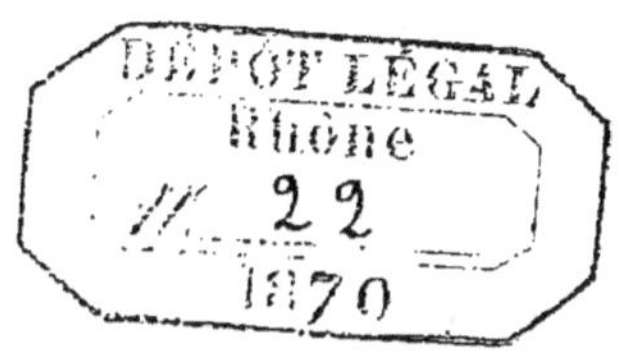

A

M. LAURENT DESCOURS

DÉPUTÉ AU CORPS LÉGISLATIF

COMMANDEUR DE LA LÉGION-D'HONNEUR.

Témoignage de respectueux dévouement et de reconnaissance.

M. BESSON.

Lyon.— Imp. BELLON, r. Impériale, 33.

A CEUX QUI FURENT MES AMIS

DANS LES JOURS DIFFICILES

Gloire à la main qui donne, honte à la main qui nuit !

(LAMARTINE).

M. BESSON.

PRÉFACE

*Ce petit ouvrage est le fruit de bien lon-
gues journées passées dans la plus triste des
solitudes. Je l'ai écrit à l'adresse de mes
nombreux amis dont la sollicitude et le
dévouement, dans cette circonstance, ne m'ont
pas fait défaut. Ma pensée a donc été de tra-
vailler pour leur être utile, et de leur offrir
un gage de ma profonde reconnaissance.
Fasse la Providence que mon but soit atteint,
et qu'en les initiant quelque peu à l'art de
guérir, j'évite, pour eux et leur famille, de
longues souffrances et même la mort causée,*

dans bien des cas, par de fausses manœuvres ou par le manque de secours immédiats en l'absence d'un médecin.

Comme l'indique le titre de cet ouvrage, mon intention n'est pas de faire de la médecine générale mais de l'hygiène, et d'apprendre à mes lecteurs atteints de maladies légères, à se garer de maladies sérieuses. Si, à l'encontre de ma pensée, un de ces graves personnages, chatouilleux et jaloux de ses prérogatives, criait de parti pris au sacrilége, à la profanation de la médecine, etc., je lui dirais : rassurez-vous, Docteur ! ... Lisez-moi et vous me traiterez mieux. Mon intention n'a jamais été de vous remplacer ; je n'ai pour cela, ni la force, ni la volonté. Mon intention est de donner à mes lecteurs de sages conseils pour les accidents où vous êtes mandé presque toujours trop tard ; de leur apprendre à traiter convenablement une foule de petits malaises pour lesquels vous n'êtes jamais appelé; à reconnaître, dès le début, *le germe d'une maladie grave, et alors, à vous appeler à temps.* Mon intention, enfin, est d'être, près du malade, votre sentinelle avancée, et, en attendant votre arrivée, d'interdire à l'empirisme, au commérage et à leurs pratiques barbares, un accès souvent trop facile.

Du reste, mon livre n'est point l'exposé d'un système, c'est-à-dire le prospectus d'une panacée universelle. La preuve, c'est que presque tous les médicaments qui y sont indiqués sont inscrits au Codex, et ont par conséquent pour eux, l'approbation de nos maîtres et celle de plusieurs générations.

DICTIONNAIRE

DE

MÉDECINE

ABCÈS

On appelle proprement *abcès* tout amas de pus dans une cavité accidentelle formée aux dépens du tissu de nos organes, par la séparation de leurs molécules, par l'écartement de leurs fibres. D'après le genre de douleurs qui les précèdent, le temps qu'ils mettent à se développer, on distingue les abcès en abcès chauds et en abcès froids.

1

L'abcès chaud ou *abcès aigu* est celui qui succède à une inflammation vive et franche, à cette inflammation qu'on nomme phlegmoneuse, parce qu'elle a pour type le *phlegmon* proprement dit. Les abcès chauds sont ordinairement la suite d'une action extérieure, un coup, un corps étranger, une plaie, etc. Le point où ils se forment se gonfle, la peau qui les recouvre rougit ; elle devient le siége d'une chaleur vive, beaucoup plus sensible pour le malade qu'elle ne l'est pour celui qui applique la main sur le lieu enflammé. Les douleurs, dont l'intensité diffère, sont pulsatives, c'est-à-dire accompagnées de battements analogues à ceux du pouls. On observe, en outre, de l'agitation, de la soif, quelquefois même de l'insomnie. Au bout de quatre à six jours, les symptômes changent, le centre de la petite tumeur blanchit, s'élève en pointe ; on peut y appliquer le doigt sans provoquer une douleur aussi vive que dans d'autres points de la tumeur ; la chaleur devient douce, halitueuse ; enfin la fluctuation peut être reconnue, mais, pour peu que l'abcès soit profond, elle exige un tact exercé dont un chirurgien, seul, peut être doué.

L'abcès froid ou *chronique* est celui qui succède à une inflammation lente et sourde, à un engorgement chronique, à une sorte d'induration des tissus. Souvent les abcès froids se développent sans cause connue, chez des individus faibles, lymphatiques ; ils siégent ordinairement au col, aux aiselles, dans les environs des articulations. La formation du pus est précédée d'un sentiment de gêne, d'une douleur sourde, d'un engorgement de la partie affectée ; au bout de quelques jours, une véritable tumeur existe ; elle est molle, circonscrite, la fluctuation est manifeste dans toute son étendue ; la peau se distend, devient bleuâtre, et tout annonce qu'elle ne tardera pas à se rompre.

TRAITEMENT.

Abcès chaud. — 1re *Période*. — Combattre l'inflammation, s'opposer à la formation du pus. Pour cela, sangsues au pourtour de l'abcès, repos, diète, cataplasmes émollients, boissons rafraîchissantes ; purgation avec la limonade de Rogé, l'eau de Sedlitz ou le sulfate de Magnésie. Enfin, si la tumeur est très-dure, onctions avec la pommade d'iodure de Mercure.

2me *Période : Maturité, — Suppuration*. — Donner issue au pus et déterminer sa sortie. Pour cela, incisions au point le plus déclive avec le bistouri, pansement avec introduction dans la plaie d'une mèche de charpie et cataplasmes pardessus. Aussitôt que l'inflammation sera calmée, on cessera l'usage des cataplasmes, et un gâteau de charpie, enduit de cérat, suffira pour favoriser la détersion.

Abcès froid. — 1re *Période.* — Pour favoriser le travail de la nature, il faut avoir recours à des applications irritantes, telles que des cataplasmes d'oseille, d'ognon de lis et autres végétaux stimulants. On retire de bons effets des emplâtres de savon, d'onguent de la Mère et surtout de Vigo ; ils sont utiles en pareil cas, en raison de la stimulation qu'ils occasionnent et de la chaleur humide qu'ils entretiennent dans la partie malade. Enfin, le vésicatoire volant est un bon moyen.

2me *Période.* — En général, lorsque, comme on le dit vulgairement, l'abcès froid est ar-

rivé à maturité, on ne doit pas laisser à la
nature le soin de donner issue à la matière de
ce genre d'abcès. Si l'abcès a peu d'étendue,
une pastille de potasse caustique, appliquée sur
le centre de la tumeur, produit une eschare qui,
en se détachant, détermine l'évacuation du pus.
Si l'abcès est plus considérable, on pratiquera
plusieurs ouvertures à l'aide du bistouri.

L'abcès froid se produit surtout chez les personnes lymphatiques ; aussi, comme traitement
interne, doit-on insister moins sur les rafraîchis-
sants que sur les toniques. Dès le début, on
mettra le malade à l'usage du sirop d'iodure de
fer, de l'huile de foie de morue et avant chaque
repas une dose d'Elixir tonique d'Huxam.

Les abcès et surtout les abcès froids donnent
naissance à des plaies qui présentent tous les
caractères possibles. Je ne puis, dans ce petit
travail, décrire toutes les formes de ces plaies

et leur traitement; mais je puis dire d'une façon générale : les plaies suppurantes doivent être fréquemment visitées et lavées avec soin, à chaque pansement, à l'eau tiède ; si elles sont rouges et bourgeonnantes, au vin pur, à la décoction de quinquina ; si leur surface est indolente et grisâtre, pansement avec l'onguent styrax, la pommade camphrée, etc.

Les corps étrangers sont chassés des plaies par le mécanisme de la suppuration, et l'on a vu des balles, par exemple, décrire ainsi les trajets les plus compliqués et se présenter à la surface de la peau, après des années entières consacrées à leur migration. L'étude de ces phénomènes conduit à la constatation de l'admirable industrie de la Providence et de la sagesse des lois qu'elle a immuablement fixées pour la conservation du corps de l'homme, agrégat si fragile et qui parvient à résister pourtant aux causes les plus nombreuses de ruine et de destruction.

Adénite. — V. *Abcès froids*.

AIGREURS

Développement de liquides aigres, ou éruc-
tation de gaz acides, dus à un dérangement, à
une imperfection des digestions et de la nutri-
tion ; par surcharge, atonie, irritation ou inflammation des voies disgestives.

S'il y a surcharge ? — Diète, boissons délayantes, infusions de thé noir, une à deux
cuillerées à café de Magnésie hydratée dans un
demi-verre d'eau sucrée. Cataplasmes de farine
de lin sur la région de l'estomac ; bains chauds,
lavement d'eau tiède.

S'il y a atonie, paresse de l'estomac? — Prendre avant chaque repas une cuillerée à bouche d'élixir viscéral d'Hoffmann ; thé noir après le repas.

Amygdalite. — V. *Angine.*

ANGINE

MAL DE GORGE. — ESQUINANCIE.

On désigne sous le nom générique d'*Angine* toute affection de l'arrière-gorge, du pharynx, ou de la trachée-artère ; de là, distinction de l'angine en trois espèces principales : *l'angine simple, l'angine couenneuse et l'angine de poitrine.*

ANGINE SIMPLE. — Elle se subdivise, suivant la partie spécialement affectée, en *Angine tonsillaire, Esquinancie, Amygdalite*, lorsque l'inflammation occupe les amygdales. — *Angine pharyngée*, quand elle occupe le pharynx. — *Angine guttu-*

rale, si elle attaque l'isthme du gosier, le voile du palais et ses piliers. — *Angine laryngo-pharyngée,* le pharynx et le larynx étant enflammés.

Quelle que soit la région occupée par l'angine, c'est sous l'influence de causes identiques qu'on la voit apparaître. Elle affecte tous les âges et tous les tempéraments, mais elle est cependant plus commune pendant la jeunesse, et chez les individus d'un tempérament fort et sanguin. Sa cause la plus habituelle est l'impression du froid : aussi le printemps est-il l'époque de l'année où on l'observe le plus fréquemment. L'humidité des pieds, l'exposition d'une partie couverte de sueur à un courant d'air rapide, en sont des causes puissantes. Les femmes, à certaines époques, y sont très exposées. Quelques individus ont pour cette maladie une prédisposition particulière ; et, en général, on y est d'autant plus sujet, qu'on en a déjà été pris un plus grand nombre de fois.

Les angines accompagnent souvent les fièvres éruptives : la scarlatine et la variole en sont constamment accompagnées.

Les principaux symptômes de l'angine sont : une grande gêne pour avaler, la sensation d'un corps gras et assez mou, occupant le fond de la gorge, et déterminant de continuels efforts de déglutition. Lorsque les amygdales sont plus spécialement le siége de l'inflammation, elles acquièrent en général un volume de beaucoup supérieur à celui qui leur est naturel : dans quelques cas, elles font saillie dans la gorge au point de se toucher, et par conséquent d'apporter une gêne assez grande dans la respiration; alors il est impossible de faire avaler la moindre quantité de liquide ; après des efforts longs et douloureux, les malades rendent les boissons par le nez.

Aux symptômes que je viens d'indiquer , se joignent habituellement de la fièvre plus ou moins vive, avec frissons, de la soif, un brisement des membres, une douleur de tête assez intense, et enfin une perte complète d'appétit. Si l'on examine la gorg e , en faisant ouvrir largement la bouche, et en abaissant avec le manche d'une cuillère la base de la langue, qui presque toujours s'élève et cache complètement la gorge, on observe que le voile du palais, la luette, les parties latérales du gosier et les amygdales, sont rouges, sèches, luisantes ; elles paraissent sensiblement gonflées.

Lorsqu'un abcès se forme (*Esquinancie*), on le reconnaît au changement de caractère de la douleur, qui devient sourde, au lieu d'aiguë qu'elle était auparavant. Si l'on peut faire ouvrir la bouche, on découvre un endroit plus saillant, et, en y portant le doigt, on y perçoit de la mollesse. Habituellement le pus se fait jour pendant un effort de toux ou de vomissement; à défaut, il faut avoir recours au bistouri.

TRAITEMENT.

Quel que soit le siége de l'angine, son traitement devra être le même. Si la maladie est légère, un bain de pieds à la moutarde, une petite purgation, des boissons et un gargarisme émollients, pourront suffire. Pour peu que la fièvre soit intense, la rougeur de la gorge vive, lorsqu'il y a de la douleur vive et mal à la tête, il ne faut pas hésiter à recourir à la saignée du bras. Si le sujet est vigoureux et l'inflammation intense, on devra y revenir plusieurs fois; en même temps on fera, coup sur coup, des applications de sangsues (*quinze à vingt*), sur les parties latérales du cou, à l'angle des machoires.

Les révulsifs vers les pieds, tels que cataplasmes, sinapismes, bains de pieds sinapisés, ne seront pas négligés. On donnera au malade des boissons adoucissantes, et on les lui fera tenir dans la bouche pendant quelque temps. Les gargarismes et surtout les gargarismes astringents, que l'on est dans l'habitude de recommander dans les angines dès le début, sont plus nuisibles qu'utiles, par la difficulté qu'éprouve le malade pour s'en servir et l'irritation qu'ils causent. Il est inutile de dire que la diète la plus rigoureuse devra être observée.

Angine couenneuse. — Voyez *Croup*.

Angine de poitrine. — L'angine de poitrine est une névrose des organes de la respiration dont les principaux symptômes seront : une douleur contrictive et déchirante de la région sternale de la poitrine avec suffocation revenant par accès, une douleur spasmodique à l'un des bras, la gêne de la respiration sans oppression, sans palpitation ni inégalité de pouls. . Cette affection paraît avoir son siége dans les nerfs de l'organe pulmonaire ; quelques auteurs cependant la regardent comme purement symptomatique.

TRAITEMENT.

Dans le traitement de l'angine de poitrine il ne faut pas négliger les moyens hygiéniques, tels que : air pur et sec, habitation à la campagne, exercice modéré, distraction, vêtements de flanelle sur la peau. Nourriture légère et de digestion facile. Eviter les émotions morales, tristes ou trop vives. — *Moyens pharmaceutiques.*

Sirop de Dower, quatre ou cinq cuillerées par jour ; vésicatoires volants sur la région sternale et aux extrémités ; frictions sur la poitrine et le dos, avec le Baume Royal de Saxe ; purgatif drastique, boissons émollientes, etc.

Anthrax. — V. *Abcès, Charbon.*

APHTES.

On désigne sous le nom d'aphtes de petits boutons qui se développent ordinairement, sans cause appréciable, sur les membranes muqueuses, et spécialement dans l'intérieur de la bouche, sur les gencives, la langue, ou la face interne des joues. Ces petits boutons transparents se déchirent au bout de peu de temps, et leur base, mise à nu, se présente sous la forme d'une petite ulcération plus ou moins arrondie, très-douloureuse et grisâtre, qui n'a que peu de tendance à la cicatrisation. La parole et la mastication en sont quelquefois sérieusement gênées.

Pour s'en débarrasser, il faut faire, dans l'intérieur de la bouche, des lotions d'eau de guimauve ou de miel boraté. Le remède le plus efficace est la cautérisation directe avec le crayon de nitrate d'argent ; c'est une opération dont on ne souffre guère, et qui, dès le bébut, coupe court à cette petite maladie.

Quelquefois, il est vrai, les aphtes ne sont qu'une complication d'une affection plus sérieuse; mais, alors, la gravité de cette dernière est signalée par d'autres symptômes plus frappants.

APOPLEXIE.

On désigne sous ce nom une maladie caractérisée par une perte subite et plus ou moins complète du mouvement et du sentiment, par suspension de l'inervation due, le plus souvent, à des congestions cérébrales, sanguines ou séreuses, suivies ou non d'épanchement et de paralysie générale ou partielle.

L'apoplexie est toujours une maladie fort grave ; aussi doit-on, en toute hâte, trouver un médecin. En attendant l'arrivée de l'homme de l'art, il faut dépouiller l'apoplectique des vêtements qui peuvent gêner la circulation, le placer sur un lit, la tête très-élevée et découverte, dans une chambre dont la température sera fraîche autant que possible. Placer sur la tête des compresses trempées dans l'eau froide vinaigrée ; en même temps couvrir les jambes d'emplâtres de moutarde. On peut mettre sur la langue une pincée de sel, et promener sous le nez du vinaigre très-fort, même un petit flacon d'alcali.

Traitement préservatif. — Toute personne qui présente les signes de la constitution dite apoplectique, devra éviter soigneusement tout ce qui peut porter le sang à la tête. Elle vivra sobrement ; sa nourriture se composera principalement de végétaux, lait, viandes blanches, eau rougie ou pure, boissons rafraîchissantes ; exercice modéré. Quelquefois, saignée de précaution, ou mieux, de temps en temps, purgation avec le sirop de Pagliano.

ASPHYXIE.

Asphyxie, par son étymologie, signifie priva-
vation de pouls ; mais on entend plus généralement par ce mot une mort apparente, causée
par la suspension des phénomènes chimiques
ou physiques de la respiration.

Plusieurs causes peuvent produire l'asphyxie;
de là des distinctions essentielles, et qu'il importe d'établir, puisque les secours varient pour
les différentes asphyxies.

Je ne puis traiter ici que de quelques cas
d'asphyxies les plus communs, en avertissant mes
lecteurs que les secours d'un médecin sont tou-

jours trop précieux pour qu'on hésite à l'envoyer chercher, pendant que les personnes les plus intelligentes mettront en œuvre les conseils suivants :

Dans toute asphyxie. — 1° Soustraire l'individu à la cause qui a déterminé l'asphyxie ; 2° rétablir la respiration, la circulation, la caloricité, l'irritabilité.

Asphyxie par le gaz des fosses d'aisance, des puisards, des égouts. — L'asphyxie des fosses d'aisance, à laquelle on donne aussi vulgairement le nom très-impropre de *plomb*, est due à la présence d'un gaz extrêmement délétère, à *l'hydrogène sulfuré* mêlé, dans les fosses d'aisance, à du sulfhydrate d'ammoniaque, dans les puisards et égouts, à de l'acide carbonique. L'action de ce gaz sur l'économie est subite et terrible.

Si dans ce cas d'asphyxie la promptitude des secours est indispensable, les précautions pour retirer l'asphyxié du foyer empoisonné ne sont pas moins importantes. On voit, en effet, trop souvent, par un dévoûment aveugle, s'augmenter le nombre des victimes.

L'asphyxié étant retiré de la fosse ou du puisard, on le transportera au grand air. Le remède à employer est le chlore ; mais ce gaz doit être administré avec précaution, étant lui-même un poison. Voici un moyen facile pour avoir toujours du chlore à sa disposition et pour l'employer sans danger. On met dans le coin d'une serviette une cuillerée environ de chlorure de chaux sec, on roule ce coin de linge et on l'arrose de vinaigre ; immédiatement le chlore gazeux se dégage, et l'on promène ce *nouet* à quelques centimètres des narines du malade. On fera des aspersions sur la tête avec

de l'eau vinaigrée froide, et des frictions sèches sur tout le corps, avec une brosse de crin.
Enfin, s'il y a possibilité, on fera avaler, de
suite, cinq ou six gouttes d'ammoniaque dans
deux ou trois cuillerées d'eau.

Si le malade avait avalé de l'eau de la fosse,
on se hâterait de le faire vomir, au moyen
de l'émétique, dont deux grains seraient dissous
dans quelques cuillerées d'eau, et successivement administrés au malade.

Après cette médication, on lui fera prendre,
par cuillerées à bouche, d'heure en heure, la
potion suivante :

Eau sucrée, demi-verre ; eau de fleurs d'oranger, une cuillerée ; éther sulfurique, vingt gouttes ; laudanum de Syd., dix gouttes.

**Asphyxie par la vapeur du char-
bon, les émanations des marais,**

des houillères, des cuves de vin, des fours à chaux, à plâtre. — Ces différentes asphyxies étant toutes dues à l'acide carbonique, les moyens à employer sont les mêmes pour tous les cas.

Exposer le malade au grand air, la tête et la poitrine élevées. Aspersion d'eau froide sur la face, fortes frictions sur le corps, et surtout sur la poitrine, avec un linge trempé dans l'eau vinaigrée, l'eau-de-vie ou l'eau de Cologne; essuyer rapidement avec des linges chauds, irriter l'intérieur des narines avec des barbes de plumes, de l'alcali volatil, ou, simplement, avec la vapeur d'une allumette soufrée en train de brûler. S'il y a possibilité, faire avaler : Eau ou Limonade gazeuse vinaigrée (une cuillerée de vinaigre par verre). A défaut de l'eau vinaigrée, si, par suite de contractions nerveuses, il était impossible de desserrer les dents et de faire boire le malade, on devra faire entrer le liquide par une narine, en ayant soin de fermer l'autre, seulement pendant le temps nécessaire à l'introduction du liquide, ce qui ne doit durer que quelques secondes, si l'on opère convenablement. Enfin, on mettra des sinapismes aux pieds et aux mains et on administrera un lavement rendu purgatif par une poignée de sel, par de la rhubarbe ou de l'aloès.

Un très-bon moyen est l'insufflation de l'air dans les poumons; pour cela, on appliquera la bouche contre celle du malade, dont on serre le nez en même temps que l'on souffle, ou, à l'aide d'un petit soufflet dont le tuyau est placé dans une des narines, on soufflera par saccades et petit à petit, en tenant la narine opposée fermée, ainsi que la bouche.

Asphyxie par submersion (*Noyés*). — Il faut bien se pénétrer d'abord que la mort chez les noyés est souvent apparente sans être réelle, et que, bien que froids, sans pouls ni respiration, ils peuvent, par le moyen de soins intelligents et persévérants, être rappelés à la vie. Ce n'est souvent qu'après plusieurs heures qu'un signe de vie vient payer de généreux efforts. Il ne faut pas non plus croire facilement à l'inutilité des secours; on a vu des noyés ressusciter après trois, quatre heures de submersion. Le seul signe évident de mort chez les noyés est un commencement de putréfaction.

Dès qu'un noyé aura été retiré de l'eau, on le débarrassera au plus vite de ses vêtements humides, et on l'enveloppera d'un bonnet et d'une couverture de laine. On le couchera sur le dos, un peu tourné sur le côté droit. On débarrassera la bouche, le nez et les oreilles des mucosités qui peuvent s'y trouver, en tenant, une demi-minute, la tête penchée pour laisser s'écouler le liquide contenu dans la trachée, mais on se gardera bien de mettre en usage la coutume populaire de pendre le noyé par les pieds !

Aussitôt ces mesures prises, plusieurs personnes commenceront des frictions sèches sur la poitrine et sur le trajet des membres. Ces frictions se feront d'abord avec la main qu'on promènera pardessus la couverture ; elles se feront ensuite et le plus tôt possible avec des briques chauffées, des fers à repasser chauds et enveloppés dans des torchons, des sachets remplis de cendre, de sable, de son, chauds, puis d'autres avec des liqueurs alcooliques ou éthérées ; on exercera avec méthode des compressions alternatives sur la poitrine et le bas-ventre, afin de solliciter le jeu des organes pulmonaires et le rétablissement de la circulation. Si ces moyens échouent, on aura recours à l'insufflation de l'air dans les poumons (V. *Asphyxie par le charbon*).

enfin, à la flagellation, à l'urtication et aux lavements purgatifs, additionnés d'une prise de tabac.

Il est urgent de ne pas négliger l'aspiration des odeurs fortes. Les poudres sternutatoires, le tabac, le poivre, introduits dans les narines ; la fumée de tabac introduite dans l'anus, etc., etc.

Asphyxie par strangulation (*Pendus*). — Couper la corde !... se comporter, du reste, comme précédemment. En plus, six ou huit sangsues derrière l'oreille.

Asphyxie par le froid. — On déshabille le malade, on le plonge dans l'eau froide dont on élève peu à peu la température par de l'eau d'abord moins froide, puis dégourdie, et enfin tiède. Du reste, on traite la maladie comme dans les cas précédents.

Asthme. — V. *Bronchite.*

ATTAQUES DE NERFS

On appelle vulgairement attaques de nerfs, des spasmes et divers phénomènes nerveux, que l'on observe particulièrement chez les femmes et chez les individus très-irritables. Ce sont ordinairement des désordres nerveux purement physiques, suites fréquentes des désordres *cachés* de l'imagination.

Ces accidents, peu dangereux du reste, sont caractérisés par une invasion presque toujours subite ; la perte incomplète des sens, l'état de syncope plus ou moins prononcé, mais rarement absolu ; des palpitations violentes, la constriction douloureuse du larynx, la difficulté de la respiration allant jusqu'à l'imminence de la suffocation, et par suite, gonflement extraordinaire de la face qui devient violette, légérement convulsée, ou bien très-pâle. Les malades se frappent la poitrine, se tordent les bras et les mains, et dans leur rage innocente cherchent à mordre tout ce qui les entoure. Cette surexcitation n'est que momentanée ; elle est bientôt remplacée par un calme plat, dont les alternatives se succèdent un nombre de fois indéterminé. Il en est de même des chants variés, des hoquets spasmodiques, des cris de joie ou de frayeur, des éclats de rire brusques et indélibérés, succédant avec rapidité à des pleurs non motivés.

Cette indisposition est des plus faciles à soigner, et pourtant, rien n'est curieux et triste à la fois, comme de voir les gens inexpérimentés autour d'un patient aux prises avec un accès nerveux. Chacun veut lui faire avaler *de force* son remède de prédilection, et le malade ne peut rien déglutir : c'est l'eau d'arquebusade, l'arnica, la Chartreuse, la Trappistine, la Bénédictine, etc., et, si la pauvre créature ne meurt pas suffoquée, étouffée par l'abondance de remèdes infaillibles, eh bien!... il faut l'attribuer à sa bonne étoile.

La première chose à faire en pareil cas, est de placer la personne dans la position horizontale, la tête peu élevée, d'enlever tous les vêtements et tout ce qui pourrait gêner la circulation ou la respiration, et de l'entourer d'oreillers ou de coussins, pour la protéger et l'empêcher de se frapper contre les corps durs environnants.

On s'arrangera pour qu'il y ait, autour du malade, une aération facile, peu de bruit, peu de lumière, peu d'odeur. On tâchera d'amener de la moiteur à la peau, à l'aide d'une couverture suffisante ; on appliquera quelques linges chauds sur l'estomac, et, enfin, on promènera sous le nez, un flacon d'éther ou de sel anglais.

Ordinairement l'accès cède après quelques instants, et l'on peut administrer à la personne quelques cuillerées d'eau de fleurs d'oranger. Dans le cas où les accès seraient trop fréquents, on pourrait les calmer à l'aide du lavement suivant :

Assa fœtida. . . . . . . 2 grammes.
Camphre. . . . . 1 —
Laudanum. . . . . . . 10 gouttes.
Jaune d'œuf, un.
Eau chaude, une verrée.

BRONCHITE

RHUME, GRIPPE, CATARRHE PULMONAIRE.

La bronchite, appelée plus communément jusqu'à ce jour catarrhe pulmonaire, est l'inflammation de la membrane muqueuse qui tapisse les bronches. On donne ordinairement le nom de rhume à une inflammation légère de cette membrane, et les noms de bronchite ou catarrhe, à une inflammation plus forte et plus profonde.

Bronchite légère. — *Rhume.* — Tout

le monde connaît les symptômes de cette maladie : un léger mouvement fébrile, puis une toux sèche et fatigante, revenant par quintes, avec sensation de chaleur à la poitrine. Au bout de quelques jours, mucosités claires et filantes, qui, plus tard, s'épaississent et deviennent blanches ou verdâtres.

Le *traitement* d'un rhume est des plus simples. Il suffit, le plus souvent, de diminuer la quantité des aliments, et surtout d'éloigner les substances excitantes, le café, les liqueurs, etc.; comme moyens thérapeutiques : dix à vingt gouttes d'alcoolature d'aconit dans les infusions chaudes de violettes, bourrache, capillaire ou hysope; quelquefois le vin chaud, le punch affaibli (remèdes populaires), ont donné les meilleurs résultats. Mais il faut bien se garder de traiter ainsi une bronchite accompagnée de beaucoup de fièvre;

on augmenterait l'intensité du mal, et on donne-
rait une nouvelle énergie aux accidents fébriles.

Bronchite ou **Catarrhe aigu.** — La
bronchite aiguë est ordinairement précédée d'un
rhume de cerveau ou d'un mal de gorge. Les
malades sont pris de fièvre et de lassitude dans
les membres, de pesanteur de tête. Puis survient
une toux revenant par quintes, d'abord sèche et
accompagnée de douleur vive dans le trajet des
tuyaux bronchiques : il y a constamment une
chaleur brûlante dans cette partie. Souvent,
après des quintes répétées, apparaît une douleur
des plus intenses au creux de l'estomac, aux
flancs, ou sur un point des parois du ventre ; elle
est causée par les efforts de la toux, pendant
lesquels les muscles sont tiraillés. Peu après les
quintes sont suivies de l'expectoration d'un mucus
clair et transparent, qui devient bientôt plus

épais et plus opaque. En général, il y a de l'oppression si le catarrhe est étendu ; dans quelques
cas, elle peut être extrême, c'est lorsque toutes
les voies aériennes sont prises. Mais, à mesure
que les crachats deviennent plus épais, la toux
plus grasse, l'expectoration plus facile, on voit
disparaitre l'oppression. Dans les premiers jours
de l'existence du catarrhe, la fièvre et les frissons ont une assez grande intensité ; on les voit
s'augmenter notablement vers le soir, tandis
qu'apparaît une sueur assez abondante. C'est
aussi vers le soir et pendant la nuit, que les
quintes sont les plus fréquentes et les plus longues. Plus tard, lorsque la toux est devenue
grasse, c'est le matin, après le réveil, que le
malade est tourmenté par la toux ; il est obligé
de vider ses bronches des mucosités qui se sont
accumulées pendant le sommeil.

TRAITEMENT.

Le malade atteint de bronchite aiguë un peu intense, doit garder la chambre et même le lit. Il est difficile de déterminer beaucoup de personnes à rester au lit, pour une affection aussi peu grave. C'est cependant un moyen d'abréger de beaucoup la durée du mal. Le corps, plongé dans une atmosphère constamment chaude, est le siége d'une exhalation très-grande, et même la peau est recouverte d'une douce moiteur; cet état est on ne peut plus favorable pour hâter la marche du catarrhe.

On administrera, abondamment, une tisane pectorale gommée, et quatre ou cinq fois par jour, une cuillerée de sirop de Désessart. Si, après quelques jours, la toux persiste, application sur la poitrine ou au dos, d'un emplâtre stibié, d'un vésicatoire, ou, mieux encore, frictions avec l'huile de croton; si les crachats sont plus abondants, remplacer le sirop de Désessart par le sirop de Dower.

Lorsque les crachats sont, dès le début de la toux ou pendant le cours d'un catarrhe, teints de sang ou rouillés, on aura probablement affaire à une pneumonie ou fluxion de poitrine, maladie très-grave, qui réclame les soins immédiats du médecin

Bronchite ou Catarrhe chronique. — La bronchite chronique est extrêmement commune chez les vieillards, on l'observe aussi chez les enfants et les adultes, mais plus particulièrement chez les personnes faibles. Il est rare qu'elle débute sous cette forme; presque toujours elle est la suite d'une bronchite aiguë mal soignée. Beaucoup de personnes en sont prises vers la fin de l'automne, la gardent pendant l'hiver, et ne s'en débarrassent qu'à la fin du printemps, pour la voir recommencer avec les premiers froids.

Le catarrhe chronique est une maladie dont les symptômes divers, et leur traitement, demandent souvent l'appréciation d'un médecin. Aussi ne peut-on, dans un dictionnaire traitant de la médecine des accidents, donner toutes les indications nécessaires pour ce genre d'affection. Disons seulement, qu'il faut autant que possible une alimentation douce, un régime lacté, de la flanelle sur la peau, et appliquer alternativement, au dos et sur la poitrine, une feuille de thapsia. Comme boissons, l'extrait de goudron de Pin est d'une efficacité remarquable; enfin le sirop de Dower est le calmant par excellence de la bronchite chronique.

BRULURE.

Lésion plus ou moins grave, produite sur une partie vivante, par l'action plus ou moins prolongée du feu ou d'un corps fortement chauffé. On distingue quatre degrés de brûlures, d'après la profondeur des altérations éprouvées par les tissus : 1° inflammation superficielle de la peau, sans phlictènes ; ce sont les plus légères. Elles sont très-douloureuses, mais rarement dangereuses ; 2° inflammation avec phlictènes, c'est-à-dire, qu'elles produisent sur la peau des cloches, comme le ferait un vésicatoire ; elles deviennent plus douloureuses si l'épiderme est enlevé et si la peau se trouve à nu. Ce genre de brûlure n'est grave que si la lésion est très-étendue ; 3° ulcération profonde, escharification du derme et des tissus sous-jacents, quelquefois jusqu'aux os. Ces brûlures sont les plus graves ; elles laissent toujours des cicatrices qui peuvent rendre infirme, si elles sont profondes, faire perdre une partie ou même la totalité d'un membre ; on peut dire plus : elles peuvent amener la mort ; 4° enfin, carbonisation d'une partie ou de tout un membre. Ce genre de brûlure nécessite l'amputation du membre ou l'ablation des parties mortifiées dans le plus bref délai

La douleur est un des phénomènes communs à toutes les brûlures, mais elle est loin de présenter, dans tous les cas, la même intensité.

On peut établir, d'une manière générale, que plus une brûlure est profonde, moins elle cause de douleur ; celles qui sont superficielles, accompagnées seulement de décollement et de déchirure de l'épiderme, donnent lieu, lorsqu'elles sont étendues en superficie, aux plus terribles douleurs. « Un jeune homme, visitant une fonderie de fer, pose son pied dans la rigole par laquelle le métal en fusion allait passer; il est atteint par la fonte liquide, et ne retire du ruisseau enflammé qu'elle forme, qu'un membre auquel manquaient le pied et la partie inférieure de la jambe; il n'avait presque pas éprouvé de douleur, il ne s'aperçut point d'abord de l'horrible mutilation qu'il venait d'éprouver. »

Tous les chirurgiens savent que, plus une brûlure est rapide et promptement désorganisatrice, moins elle se fait vivement sentir; de là le précepte de ne jamais appliquer le fer rouge, que lorsqu'il a atteint son plus haut degré de température, c'est-à-dire, celui qui a été désigné sous le nom de rouge-blanc. Qui ne sait de

quelles souffrances s'accompagnent les brûlures,
même légères, produites par l'eau bouillante, le
lait, le bouillon, etc. ? Dans celles, au contraire,
qui résultent de la combustion des vêtements, et
qui souvent occupent tout le corps, dans lesquelles la peau est carbonisée, on est étonné de
rencontrer un état d'insensibilité presque complète. Mais, hâtons-nous de le dire, cette insensibilité est due le plus souvent à une lésion
profonde du système nerveux, et alors ce symptôme annonce une mort rapide.

TRAITEMENT.

Les brûlures sont des accidents bien communs,
et qui produisent des douleurs atroces, que l'on
pourrait souvent calmer en ayant chez soi pour
cinquante centimes d'eau de chaux et la manière

de s'en servir ; dire cependant que toujours on est pris au dépourvu et que le remède n'arrive que quand le mal a fait de notables progrès !

Quelle que soit la cause de la brûlure : eau bouillante, flamme, charbons, corps chauds, etc., le premier secours que l'on doit porter aux blessés consiste à plonger dans l'eau fraîche le membre qui est atteint; mais on conçoit que ce mode d'emploi n'est pas toujours possible : au dos, à la tête, par exemple. On recouvre alors la partie brûlée de compresses mouillées que l'on arrose constamment avec de l'eau froide. Il est merveilleux de voir combien les douleurs diminuent rapidement sous l'influence de ce moyen. C'est en ce sens qu'agissent les différentes pulpes de pommes de terre, de fruits, les gelées, etc., que l'on conseille d'appliquer sur le mal. Au bout de quelques instants, il faut préparer un liniment avec parties égales d'huile d'olives ou d'huile d'amandes douces et d'eau de chaux ; agiter fortement ce mélange dans une fiole ; enduire abondamment de cette préparation la partie brûlée et la recouvrir d'une couche épaisse de coton cardé.

En pratiquant ce pansement, il faut avoir le plus grand soin de ne pas déchirer la peau, puis, verser assez de liniment pour que la partie brûlée soit dans un véritable bain, et, enfin, placer une carde de coton assez épaisse pour intercepter complétement le contact de l'air.

Si la brûlure est assez grande pour causer un peu de fièvre, il faut mettre le malade à la diète, et lui administrer, par cuillerée, toutes les heures, une potion faite avec :

> Eau sucrée, un verre.
> Eau de fleurs d'oranger, deux cuillerées.
> Laudanum de Syd., vingt gouttes.

Après douze ou quinze heures on enlèvera ce pansement et la guérison sera complète, si la brûlure est au premier degré. Si la brûlure est au second degré on trouvera des phlyctènes ; alors, on mettra tous ses soins à ne pas les déchirer ; on les ouvrira avec une aiguille à la partie la plus basse, afin que le liquide s'évacue. On se gardera bien d'arracher ou de couper les lambeaux d'épiderme flottant qui couvrent certains points dénudés de la plaie : ils servent encore à protéger quelques papilles nerveuses, et par conséquent à diminuer la douleur. Cela fait, on appliquera un pansement semblable au premier ; pourtant, s'il y a douleur vive, on ajoutera à un demi-verre de liniment oléo-calcaire, une cuillerée à café de laudanum de Sydenham.

Les brûlures au troisième et quatrième degrés, de même que les accidents consécutifs, regardent

le médecin de la maison ; lui seul pourra juger
de l'opportunité de tel ou tel traitement.

Catarrhe. — V. *Bronchite.*

CHARBON

ANTHRAX MALIN. — PUSTULE MALIGNE.

Le charbon est une maladie gangréneuse inflammatoire, originairement locale, transmissible par contagion, qui s'établit dans la peau, et n'envahit guère que la trame celluleuse voisine ; il se présente sous la forme d'une tumeur dure, inégale, rougeâtre vers la circonférence et noire au milieu. Ce dernier symptôme, qui frappe d'abord la vue, explique très-bien le choix du mot qui désigne cette redoutable affection.

Négligée ou mal traitée, cette maladie est

presque toujours mortelle, mais la guérison en
est presque toujours certaine, lorsqu'elle est traitée à temps. Je vais essayer d'indiquer d'une
manière tout abrégée, ainsi que le veulent et la
destination et la nature de ce dictionnaire, les
moyens de prévenir ou de borner les accidents
des maladies charbonneuses. J'espère mettre
ainsi les plus intelligents et les plus charitables
de mes lecteurs, en état d'arracher à une mort
certaine des personnes que l'ignorance du danger laisse dans une sécurité funeste.

En général, les miasmes putrides, animaux
ou végétaux, les exhalaisons marécageuses, le
séjour habituel dans un rez-de-chaussée humide.
enfin, toutes les causes débilitantes, capables
d'étioler et d'énerver les tempéraments les plus
robustes, occasionnent fréquemment l'apparition
du charbon. Telles sont, en particulier. les
causes d'une espèce de charbon, inscrite dans

plusieurs ouvrages sous le nom d'*ulcère charbon-neux* des enfants, qui, d'ailleurs, quelquefois apparaît, soit avant, soit après la terminaison d'un exanthème ou d'une gastro-entérite mu-queuse. Telles sont les causes accessoires et du charbon proprement dit, et de la pustule maligne, que certains pathologistes ont inutilement spé-cialisés ; je crois devoir les réunir dans cet article sous une même appellation, car presque toujours les causes, et toujours les phénomènes et le traitement se ressemblent.

Les influences directes qui produisent le charbon proprement dit et la pustule maligne, sont le simple contact des animaux frappés de cette maladie, ou seulement épuisés par des tra-vaux excessifs, l'emploi de leur chair comme aliment, l'usage de l'air qu'ils ont respiré, enfin une inoculation accidentellement effectuée. Quel-quefois la piqûre de la mouche commune, et d'autres insectes analogues , dont la bouche est conformée en siphon aigu, a été, quand la chair ou le sang d'un animal charbonneux, vivant ou mort, leur avait servi de nourriture, le mode d'inoculation et le véhicule extraordinaire de la contagion.

Les symptômes et les formes du charbon ne sont pas toujours les mêmes ; je vais en décrire les principales variétés, et le mode de traitement.

La partie du corps où cette inflammation se développe, le degré de son intensité primitive, la rapidité variable de sa marche, sa durée plus ou moins longue, sont autant de symptômes qui la distinguent génériquement, et produisent les différences qui servent de caractères aux espèces reconnues par les auteurs modernes.

Tantôt, en effet, le charbon se développe d'une manière presque instantanée, sous forme d'un boursouflement œdémateux, au centre duquel apparaît une eschare *noire*, large et profonde ; si l'inflammation gangréneuse marche rapidement, le malade court le plus grand danger ; mais si un pansement intelligent vient arrêter les progrès du mal, le pouls alors devient plus fréquent et plus sensible, la peau reprend sa température normale, la langue s'humecte, le sommeil se rétablit, l'eschare s'environne d'un cercle nettement tracé et franchement inflammatoire, l'eschare tombe ; il ne reste plus qu'une plaie de bonne nature, mais une plaie avec perte de substance.

Cette variété de charbon ne frappe que les paupières et les joues.

Tantôt le charbon revêt des caractères plus graves, et se présente, au début, sous la forme d'une tumeur volumineuse, qui se gangrène rapidement, et s'entoure d'un cercle inflammatoire rougeâtre qui envahit les chairs et se propage au loin ; en même temps se manifeste une chaleur brûlante de tout le corps ; une fièvre lente et continue s'établit ; des nausées, des vomissements, des sueurs froides apparaissent , etc. ; la présence d'un chirurgien habile est des plus pressantes.

Tantôt le charbon se présente sous l'aspect d'une tache rouge et douloureuse, au centre de laquelle se développe ordinairement une tache blanche, qui ressemble à ces petites ulcérations gangréneuses, connues de tous les gens du monde sous le nom d'*aphtes;* la tache blanche, qui distingue cette variété de charbon, est une véritable eschare gangréneuse , quelquefois si profonde , qu'on l'a vue trouer les joues et les lèvres de malheureux enfants désormais défigurés.

Tantôt enfin, à la suite d'une piqûre ou d'un contact impur, nécessaire au développement de la variété charbonneuse qui va nous occuper, le malade éprouve un picotement vif, accompagné d'une démangeaison légère, intermittente. Bientôt se manifeste une tache brune, si petite, qu'elle simule, au premier coup d'œil, la morsure innocente d'une puce ; au milieu paraît une vésicule remplie de sérosité, dont la présence coïncide avec un prurit désagréable ; un tubercule central, dur et lenticulaire, correspond à la vésicule, dont la couleur, naguère opaline, commence à pencher vers le jaune ; cependant les démangeaisons deviennent plus fréquentes et plus vives, elles sont accompagnées de chaleur brûlante et de tension. La peau voisine s'engorge ; de nouvelles phlyctènes séreuses apparaissent ; la tumeur, incessamment grossie, par l'afflux inflammatoire, se rembrunit vers le centre, passe au noir mat, et perd toute la sensibilité qui la distinguait primitivement : *la gangrène est déclarée* ; alors on voit là tumeur s'élargir de plus en plus, et même quelquefois se prolonger au-des-

sous de la peau, dans le tissu cellulaire intersti-
tiel des muscles. La mort peut être le résultat de
ces désordres graves ; dans ce cas, les symptômes généraux, tels que la fièvre, le délire et
les sueurs colliquatives s'établissent, et l'affection charbonneuse fait elle-même des progrès tels,
que ni le dévoûment, ni le savoir des médecins,
n'en peuvent adoucir l'horreur. Dans les cas,
plus nombreux, où, grâce à de prompts secours,
le malade peut espérer sa guérison, le corps,
devenu froid, reprend sa chaleur première, la
gangrène se limite, une suppuration éliminatrice
de bonne nature s'établit, la plaie se déterge, et
des bourgeons charnus, bien rouges et bien fermes, s'élèvent pour remplir l'excavation de l'ulcère ; la durée que la cicatrice met à s'effectuer,
est évidemment proportionnelle à l'étendue plus
ou moins grande de la plaie. Cette variété de
charbon est nommée : *pustule maligne*.

TRAITEMENT.

Quels que soient les phénomènes qui caractérisent le charbon à son début, il faut toujours en hâter la guérison, soit en extirpant, soit en incisant, soit en cautérisant la tumeur ; la cautérisation est plus avantageuse, parce qu'elle peut être pratiquée sans danger par tout le monde. Ainsi, dès que le caractère de la tumeur est reconnu, il faut inciser en croix les eschares, et imprégner toute la partie gangrenée avec l'acide phénique pur ; à défaut, cautériser avec un fer rouge. Il est préférable d'inciser en croix la tumeur, et de l'inciser profondément, car la tumeur charbonneuse se dégorge alors plus facilement, les fluides morbides s'écoulent plus aisément, et l'action des topiques médicamenteux est plus efficace.

La *pustule maligne* est presque toujours guérie à son origine, si l'on détruit le tubercule gangreneux qui la constitue, à l'aide d'une cautérisation bien pratiquée. Mais il n'en est pas de même de l'*ulcère charbonneux* plus redoutable et plus tenace ; aussi faut-il répéter la cautérisation plusieurs fois, juqu'à ce que l'état gangréneux ait complètement disparu, pour faire place à une plaie de bonne nature.

Arrivé à cette seconde période, il faut avoir recours à des injections et à des fomentations émollientes, puis étendre, avec un pinceau, sur toute la surface de la plaie, un mélange de cinq à dix grammes d'acide phénique, pour cent grammes d'huile ordinaire.

Le traitement interne varie selon l'intensité des phénomènes inflammatoires. S'ils sont intenses, on pratique une saignée, et l'on tire ensuite de grands avantages de l'emploi alternatif de vomitifs et de purgatifs réitérés. Dans le cas de défaillance, de prostration, unir les toniques, les stimulants, les sudorifiques, aux autres moyens. Les préparations de quinquina et surtout l'élixir tonique et sudorifique d'*Huxam*, rendront les plus grands services. Enfin, dans tous les cas, boissons délayantes acidulées, eaux minérales sucrées avec le sirop phéniqué, etc.

Le charbon est assez commun chez les animaux domestiques ; il présente les mêmes caractères que chez l'homme, et doit être traité de la même façon. Il est bon de connaître ceux qui y sont sujets ; ce sont : le bœuf, le mouton, la chèvre, le cheval, l'âne, et, rarement, le porc, le lapin et le lièvre. Il n'atteint pas le chien et le chat. Quelquefois ces tumeurs se forment à l'intérieur :

la maladie est alors appelée *fièvre charbonneuse ;* elle est ordinairement épizootique.

Pour finir cet article, j'indiquerai quelques moyens de se préserver du charbon. C'est d'abord de mettre les animaux domestiques dans des conditions hygiéniques qui les préservent eux-mêmes de la maladie ; d'aérer les étables et les bergeries, de les blanchir à la chaux ; quand un animal est malade, de le séparer des autres ; quand il y en a un de mort du charbon, de l'enfouir dans la terre, à une grande profondeur, pour que les mouches ne puissent aller dessus. Quand on doit toucher des gens ou des animaux atteints du charbon, il est prudent de prendre des précautions ; quand on doit toucher des animaux morts du charbon, il faut se graisser les mains avec du suif afin d'isoler la peau..

CHOLÉRA-MORBUS.

Maladie aiguë et cruelle. Intoxication du sang par miasmes délétères, portant principalement leur action sur les centres nerveux et les membranes muqueuses, suivie de troubles notables dans presque toutes les fonctions : de vomissements, d'évacuations alvines abondantes, de gêne dans la circulation, de crampes, etc.

Le choléra, jusqu'à présent insaisissable dans son essence, a donné lieu à des milliers d'écrits, et à autant de controverses. Je n'ai pas l'intention de débrouiller ce chaos, mais je vais essayer de soumettre à mes lecteurs une théorie qui me

paraît rationnelle et qui repose sur des faits pal-
pables. — Fasse le ciel que du choc des idées,
surgisse la lumière !

Le choléra-morbus, originaire de l'Inde, où il
a sa source et ses conditions de genèse, est emporté *par l'homme lui-même*, au-delà des limites
de son empire, et se propage au loin en *se
régénérant dans les victimes qu'il atteint sur son passage*.

En effet, nous voyons quelquefois le choléra,
partant du delta du Gange pour envahir d'abord
les contrées voisines en relation de commerce
avec l'Inde par voie de terre et de mer, et marcher ensuite en différents sens, dans la direction
des *courants humains*. Dans la première grande
invasion, par exemple, on le voit surgir de l'Inde
en 1817, s'avancer vers nous à travers les con-
tinents de l'Asie, en suivant la route des cara-
vanes et des armées, traverser successivement

la Perse, la Russie et le nord de l'Allemagne, et atteindre la France en 1832. Dans la dernière invasion, au contraire, on le voit partant encore de l'Inde dans les premiers mois de l'année 1865, s'avancer vers l'Europe par voie de mer, et atteindre Marseille en juin, moins de six mois après son départ.

Dans la première invasion (par voie de terre), il ne marche pas plus vite que l'homme, et met quinze années pour arriver jusqu'en France. Dans la dernière (par voie de mer), il s'avance avec la vitesse des navires, et ne met que quelques mois pour arriver de Calcutta, de Bombay, à la Mecque, puis au Caire, et quelques jours à peine pour s'élancer d'Alexandrie sur les rives du Bosphore, sur les côtes de la Catalogne et de la Provence. Il n'existe pas un seul exemple de l'arrivée du choléra d'un pays continental dans un autre, plus vite que les voyageurs, et d'un continent à travers les mers dans un autre, plus rapidement que les navires à vapeur.

Cette théorie, basée sur l'observation, renverse complètement la théorie émise par un grand nombre de médecins, du transport du choléra par les vents, et, comme arguments, nous pouvons citer un grand nombre de faits; par exemple, la préservation de certaines îles qui se trouvent sur le parcours des navires, mais qui ont momentanément interrompu toute communication avec les lieux infectés ou défendu l'approche de leurs côtes à tous navires de provenance suspecte. C'est ainsi que la Sicile a été préservée en 1865, en ne recevant dans ses ports aucun navire venant des lieux contaminés, et que la ville de Batna, en Algérie, a été mise à l'abri du fléau par des postes de surveillance

qui l'isolaient au milieu d'une contrée ravagée
par l'épidémie.

Nature du choléra-morbus. — En considérant,
d'une part, l'éclosion si fréquente du choléra
dans la proximité d'individus déjà frappés, et le
développement si rapide de la maladie dans l'organisme qui vient d'en subir l'atteinte ; en considérant ces énormes déjections, équivalant souvent à 8 ou 10 litres dans l'espace de quelques heures, liquide dont la masse ne peut pro-
venir que de la sérosité du sang transsudant à la
surface de l'intestin, et dans lesquels l'albumine
ne se révèle plus par ses réactifs ordinaires ; —
en réfléchissant, d'autre part, à l'action des
ferments qui s'attaquent avec prédilection aux
matières albumineuses, les transforment avec
rapidité en se *multipliant eux-mêmes*, et dont les
corpuscules, solubles ou insolubles dans l'eau, se

suspendent dans l'air et se transportent avec ce véhicule, on peut dire que le choléra, dans l'Inde, est le produit d'un miasme spécial que nos contrées ne peuvent produire ou n'ont jamais produit encore, — miasme constitué par des corpuscules subtils, impalpables, de nature *probablement organique*, que la science n'a point isolés jusqu'à ce jour, — pénétrant dans l'économie vivante par les voies pulmonaires ou digestives, — agissant à la mode des ferments et produisant dans l'albumine du sang une modification de composition, par suite de laquelle le sérum transsude à la surface de l'intestin et d'où résulte un épaississement graduel de la masse sanguine, dont le cours se ralentit peu à peu dans les vaisseaux capillaires ; — miasme morbide se multipliant dans l'organisme comme les molécules des ferments, — se dégageant des corps contaminés et principalement des déjections alvines, se suspendant dans l'air ambiant et se propageant à des distances *peu éloignées* pour frapper de nouvelles victimes dans des conditions données de température, qui en font varier la puissance, et de prédisposition organique, qui en facilitent les effets.

En d'autres termes, le choléra est produit par l'introduction, dans notre organisme, d'un germe dit *ferment,* qui altère le sang, coagule la fibrine, met le sérum en liberté, et produit conséquemment les liquides abondants des diarrhées et des vomissements. Ce sont ces liquides qui contiennent des ferments en substance ou en germe, et c'est par eux que se communique la contagion.

— Les micrographes auront à rechercher si ce germe ou ferment appartient au règne végétal ou animal; nous savons toutefois, dès à présent, grâce aux travaux d'un savant chimiste, M. Pasteur, comment les liquides composés et organiques se décomposent et se désorganisent.

Ainsi, un exemple : le lait se divise en caillot et en petit-lait, lorsque la fermentation a commencé, ou plutôt lorsque les infusoires (lisez : vers invisibles à l'œil nu) s'y sont développés ; mais si vous y introduisez un parasiticide, tel que l'acide phénique en dissolution, les infusoires ont beau être présents, le lait ne se décompose plus. Dans le choléra, c'est l'ensemble des mêmes phénomènes qui produit la maladie et fait sa gravité. Les infusoires pénètrent dans le sang par la respiration et par les aliments. Une fois introduits, ils font éprouver au sang une décomposition et une désorganisation analogue à celle du lait. Le caillot s'arrête dans les veines, et le sérum n'étant plus retenu, se sépare de ce caillot et se répand dans l'estomac, d'où il est chassé par les vomissements et les diarrhées.

Cette théorie admise, nous arrivons naturellement à conclure que la première source du ferment morbigène réside dans les matières évacuées par les cholériques, non-seulement pendant la vie, mais même après la mort.

Une source très-réelle du choléra existe dans les déjections projetées sur les fumiers des rues ou des cours (comme dans les villages, les fermes et les maisons mal tenues), ou bien déposées dans les latrines *publiques*, ou évacuées directement, ou ultérieurement versées dans des lieux d'aisance *privés*, mais communiquant, par des tuyaux communs, aux différents étages, comme cela se comporte dans les villes. Les émanations nées de ces points divers, mêlées à l'air ambiant, et transportées avec lui, sont les agents de la propagation du mal, et de sa dissémination autour du foyer primitif.

Une autre source de contagion provient des linges de corps, des objets de literie, des vête-ments et autres effets imprégnés par les déjections des malades, et qui, transportés plus ou moins loin pour le lessivage, sont les agents de la transplantation du principe morbigène et de son action délétère, à des distances plus ou moins grandes du lieu de provenance.

À l'appui de cette opinion, on trouve dans le savant mémoire du docteur Grand-Clément, de Lyon, la relation suivante qui est complètement concluante : « En 1865, la Savoie fut exempte des épidémies qui, à cette époque, ravageaient Paris et Marseille. Cependant il y eut un point cholérisé, un seul.

« A 8 ou 10 kilomètres de Chambéry, à l'est, se trouve le village de Puygros, situé en pleine montagne, à plus de 500 mètres au-dessus du niveau de la mer. Une fille de ce village, domestique à Marseille, perd presque simultanément son maître et sa maîtresse, malades du choléra. Elle quitte aussitôt la ville pour fuir l'épidémie, et revient dans son pays. Elle ne fut malade ni à Marseille ni pendant son voyage, ni après son retour ; mais, à son arrivée, la mère passe en revue les hardes de la fille. Deux jours après elle prend le choléra et meurt. Quinze autres personnes dans la maison, et les maisons voisines sont atteintes ; il en meurt neuf, et le choléra s'éteint. En tout, 16 cas et 10 morts. Ceci se passait au mois d'août 1865. Je répète que dans toute la Savoie il n'y eut pas un seul autre cas de choléra. » Dans cette circonstance, comme dans beaucoup d'autres, le transport du miasme cholérique, d'un point contaminé à un autre, par les *déjections de l'espèce humaine*, ne peut être revoqué en doute.

Ceci dit, que faut-il faire pour se garer du choléra?.... Telle est la question posée depuis 50 ans à l'Europe médicale ! pour ma part, je vais essayer d'y répondre.

Comme mesures préventives individuelles : — Observer la tempérance et la modération en toutes choses ; — veiller surtout sur son ventre et combattre la moindre tendance à la diarrhée. — Fuir le plus vite possible, quand on le peut, les lieux infectés ; le départ des gens timorés, surtout, diminuera la densité de la population prédisposée et, partant, le nombre des victimes.

Comme mesure d'hygiène près des cholériques : — détruire les germes pestilentiels, en recevant toujours les déjections dans des liquides contenant ou de l'acide phénique ou des phénates sodiques, des désinfectants, tels que le chlore, le permanganate de potasse, ou seulement le goudron de houille battu dans de l'eau, etc., etc.

Comme mesure d'hygiène publique : — Avant comme après l'invasion du choléra dans une localité, désinfecter les latrines privées ou publiques, les ruisseaux et les égouts par tous les moyens dont la chimie dispose ; — arroser les appartements avec la liqueur de Labarraque ou l'eau phéniquée (25 grammes d'acide phénique dans un litre d'eau). Enfin, éloigner toutes les causes d'émanations putrides, fumiers, ordures déposées sur la voie publique.

TRAITEMENT.

Les traitements les plus divers ont été, en 1865 comme en 1854, mis en usage pour combattre le choléra, et les agents thérapeutiques les plus divers ont été appliqués, soit isolément, soit surtout conjointement avec les moyens hygiéniques. Afin de faciliter l'intelligence du lecteur, je vais diviser le traitement par symptômes :

Dévoiement. — Il fatigue et épuise les malades. On administre des demi-lavements tièdes additionnés de dix à douze gouttes de laudanum de Sydenham. Boissons émollientes : eau de riz, de pavot, avec du sirop de coings ou d'airelles. Si ces moyens sont insuffisants : petits lavements faits avec une décoction de quinze grammes de ratanhia et dix gouttes de laudanum ; quelques prises d'un gramme de sous-nitrate de bismuth dans la boisson. Ce traitement des premiers symptômes du choléra est le même pour la cholérine.

Vomissement. — Il n'est pas moins opiniâtre que la diarrhée, et il paralyse une partie du traitement précédent, en rejetant les substances ingérées. — Joindre au traitement précédent les boissons gazeuses : eau de Seltz sucrée et fraîche, trois ou quatre gouttes de laudanum dans chaque quart de verre, — frictions sur tout le corps avec le liniment de Rosen.

Refroidissement. — Alors commencent les symptômes du choléra à la seconde période. — Administrer immédiatement un parasiticide, tel que : une cuillerée d'alcool camphré, ou mieux, par cuillerée, de temps en temps, un mélange fait avec : rhum, une cuillerée ; acide phénique, vingt gouttes ; eau sucrée, une verrée. Alterner cette potion avec quelques infusions chaudes de thé ou de tilleul, additionnées d'une cuillerée, par tasse, de rhum ou d'eau-de-vie ; — frictions sur tout le corps avec le baume Saxon ; entourer le malade de linges, de briques, de sachets de sable chauffé, de bouteilles de grès pleines d'eau chaude ; on pourra faire prendre un bain ordinaire à vingt-huit ou trente degrés, ou un bain de vapeur.

Soif ardente. — En face de ce symptôme, le médecin se trouve le plus souvent désarmé ; il faudrait administrer au malade des boissons excitantes, chaudes, additionnées d'acétate d'ammoniaque, et le malade refuse énergiquement tous les médicaments. Dans cette circonstance, l'eau glacée et même la glacé ont paru donner de très-bons résultats ; il faut administrer l'eau glacée à doses abondantes, longtemps continuées et à de très-courts intervalles. Ces liquides froids ont souvent le triple avantage de calmer la soif, d'apaiser les évacuations par en haut et par en bas, et de provoquer la réaction. Pendant ce traitement il faut activer les fonctions de la peau par tous les moyens possibles.

Crampes. — Le plus douloureux des symptômes qu'éprouvent les cholériques. Il est peu de personnes qui ne connaissent les douleurs occasionnées par ces sortes de spasmes, et ces souvenirs permettent d'apprécier les souffrances des malheureux dont tous les muscles sont successivement ou simultanément pris de crampes. On pratiquera des frictions continues avec des pièces de flanelle sèche ou imbibées de baume Saxon, d'essence de térébenthine, d'alcool camphré, etc. On appliquera des cataplasmes tour à tour opiacés et sinapisés. Les bains tièdes sont également efficaces. Du reste, toutes ces pratiques à la peau, ne combattent pas seulement les crampes, elles excitent et opèrent une révulsion salutaire, en appelant au dehors les liquides qui s'étaient précipités sur les viscères ; elles raniment la circulation capillaire et la chaleur.

Ici se termine tout ce qui se rapporte au traitement du choléra sporadique ou épidémique. Peut-être même en ai-je trop dit, car, dans une maladie de cette gravité, la moindre pratique peut avoir de l'importance, et réclame l'expérience des hommes de l'art. Si un semblable scrupule se réveille pour les moyens simples et naturels que je viens de conseiller, et qui conviennent dans la majorité des cas, à plus forte raison me garderai-je d'exposer tout l'arsenal thérapeutique qui a été mis en œuvre dans une maladie qui n'admet pas de traitement uniforme, contre laquelle il n'existe ni spécifique ni remède sûr, et qui a trop souvent convaincu les médecins d'impuissance.

COLIQUES.

On appelle coliques des douleurs de causes et d'intensité diverses, dont le point de départ est dans les parois de l'abdomen ou dans les intestins. L'histoire de tous les genres de coliques est étendue, et demande des connaissances spéciales pour être mise à profit ; aussi, devons-nous laisser au médecin le soin d'en déterminer la nature et d'indiquer le traitement à suivre.

D'autre part, comme ces douleurs attaquent souvent à l'improviste et causent au patient les plus vives angoisses, voici les premiers secours qu'il est bon d'administrer :

6

Si l'on soupçonne un empoisonnement, on se comporte comme je le dirai dans un article spécial.

Dans tous les cas, on administre au malade un lavement préparé avec la décoction d'une tête de pavot, et on lui fait boire une infusion de feuilles d'oranger, dans laquelle on ajoute, en deux fois et par moitié, 15 à 20 gouttes de laudanum, si c'est pour une grande personne; 10 à 15, de dix à quinze ans; de 5 à 10 de cinq à dix ans; 1, 2, 3 ou 4 gouttes, si le malade est un jeune enfant. Enfin, larges cataplasmes sur le point douloureux.

Congélation. — V. *Asphyxie par le froid*.

Congestion. — V. *Vertige*.

CONSTIPATION.

La constipation doit être d'abord combattue par un changement plus ou moins radical de régime. Ainsi, les personnes constamment assises ou sédentaires se livreront, et surtout après le repas, à quelque exercice régulier. Celles qui ne font usage que d'aliments épais, épicés, excitants, prendront une nourriture plus légère et feront surtout usage de fruits et de légumes verts au printemps, de raisins en automne.

Les principaux phénomènes auxquels la constipation donne naissance, sont, la perte de l'appétit, l'augmentation progressive du ventre, dans

lequel on entend gargouiller les gaz intestinaux,
des coliques et des douleurs vers les reins ; elle
peut occasionner des hémorroïdes, des catarrhes
et des hémorragies de la vessie, et chez les femmes, des pertes de toute nature.

TRAITEMENT.

Il ne faut user des purgatifs, sous quelque
forme qu'ils se présentent, que dans le cas ou
tous autres moyens sont reconnus insuffisants, car
les purgatifs ne font qu'augmenter la constipation.

Le meilleur moyen de guérir une constipation
est de se présenter à la selle tous les matins au
lever, et, après, prendre un lavement d'un demi-
litre d'eau tiède, ou d'eau de mauve ; au besoin
y ajouter, pour le rendre laxatif, une cuillerée à

bouche de sel de cuisine ou un morceau de savon de Marseille de la grosseur d'une noisette. Boire du bouillon aux herbes, du bouillon de veau, du jus de pruneaux ; enfin, croquer, dans la journée, dix à vingt pastilles de tamarin.

Contusion. — V. *Plaies*.

CONVULSIONS DES ENFANTS

On désigne sous le nom de convulsions, une contraction et un relâchement alternatifs violents et involontaires des muscles qui ne se contractent ordinairement que sous l'influence de la volonté. Certains enfants y sont plus sujets que d'autres, sans que l'on puisse toujours se rendre compte de cette fatale prédisposition, qui se rencontre dans quelques familles.

Chez quelques-uns des sujets prédisposés à l'affection qui nous occupe, on observe une physionomie et des caractères particuliers signalés par les auteurs ; ainsi, leur cerveau est très-développé et leur intelligence précoce ; ils sont fort excitables, souvent irascibles, volontaires et

jaloux ; pour la cause la plus légère, ils rougissent
et pâlissent tour à tour ; leur sommeil est interrompu, court, léger ; ils ont des rêves effrayants,
des grincements de dents , souvent ils s'éveillent
en sursaut et poussent des cris perçants. On les
reconnaît encore à leur grande mobilité, à leur
regard qui offre quelque chose de particulier, à
leurs yeux un peu hagards et qui ne peuvent se
fixer ; ils éprouvent de fréquents tressaillements,
leur peau est fine et blanche, leurs membres peu
développés, etc. Avec cette prédisposition, une
cause légère suffit pour amener des convulsions :
une frayeur, un accès de colère, la jalousie qui
n'est pas rare chez les enfants, la vue d'une autre
personne atteinte de convulsions, et, en général,
tout spectacle produisant une émotion vive. On
a vu même un simple chatouillement, une douleur aiguë, l'approche d'un orage, le froid, ou ,
au contraire, l'air chaud d'une église ou d'une

salle de spectacle produire le même effet. Mais la cause, sans contredit, la plus fréquente du développement de cette affection, réside dans le travail de la première et même quelquefois de la seconde dentition.

Les convulsions tenant, comme nous venons de le voir, à une foule de causes différentes, exigent un traitement varié suivant chacune d'elles. Le médecin seul peut les apprécier ; on ne saurait donc trop se hâter d'avoir recours à son expérience.

En attendant sa venue, on débarrassera le petit malade de tout lien constricteur, on lui tiendra la tête élevée, et on appliquera à ses pieds des cataplasmes chauds de farine de lin saupoudrés de moutarde. On doit en même temps tâcher de lui faire avaler quelques gorgées d'eau de fleurs d'oranger. Enfin, un petit lavement purgatif peut produire un excellent effet.

COQUELUCHE.

La coqueluche est une affection nerveuse des bronches, qui atteint surtout les enfants ; à son début, elle ne diffère pas sensiblement d'un simple rhume. La toux, plus rare et plus quinteuse, sans fièvre, le gonflement et le larmoiement des yeux sont des caractères peu saillants pour la distinguer. Elle peut conserver ces apparences équivoques pendant quinze jours et au-delà, après quoi elle se dessine de la manière la plus nette : la toux s'éloigne pour revenir par accès violents ; elle est quinteuse, saccadée, convulsive, composée d'une suite rapide et non interrompue d'expirations, après lesquelles le malade n'aspire l'air dont il est impatient, qu'avec une gêne, un sifflement, un bruit particulier, produits par le spasme de la glotte, et caractéristique de la coqueluche. Lorsque ces quintes de toux sont violentes et longues, elles sont accompagnées des angoisses et des signes apparents de la suffocation, de la strangulation. Les malades s'agitent et se débattent avec frayeur et anxiété, pour reprendre l'air qui leur manque, et qui ne pénètre momentanément dans leurs poumons qu'avec la plus grande difficulté. En même temps surviennent les symptômes d'une congestion cérébrale, le cou se gonfle, le visage se tuméfie et se colore de rouge ou de violet, les yeux sont saillants, injectés et mouillés de larmes; parfois le sang jaillit par le nez. La toux est suivie d'une expectoration ou d'un vomissement simultanés de matières glaireuses, filantes, limpides, et bientôt le calme renaît. Rarement la durée des accès dépasse quelques minutes, et, dans l'intervalle qui les sépare, rien ne semble troubler la santé. Ces paroxysmes, dont le nombre quotidien est très-variable, sont multipliés par le mauvais choix et l'excès des aliments, les impressions de l'humidité et le froid, la gymnastique précipitée, les émotions, les vapeurs irritantes. Ils sont ordinairement précédés d'un malaise, d'un chatouillement au gosier qui permettent aux enfants de courir auprès de personnes qui puissent les secourir ; ils aiment généralement qu'on leur soutienne la tête, pour aider l'expectoration et le vomissement. Communément, cette deuxième période de la coqueluche dure de quinze jours à un mois, mais elle peut se prolonger davantage. La troisième période est marquée par un retour de plus en plus manifeste vers l'état catarrhal qui avait précédé la toux convulsive. Les quintes ne sont plus suffocantes et ne déterminent pas le vomissement ; l'expectoration devient plus aisée, et la matière plus consistante. Du reste, cette troisième période, qui n'est point aussi pénible que la précédente, peut durer quelques semaines et des mois si elle est négligée.

TRAITEMENT.

Il y a, dans le traitement de la coqueluche, deux indications à remplir : combattre l'irritation par les émollients, et attaquer le caractère spasmodique ou convulsif des quintes de toux au moyen des anti-nerveux.

On choisira, dans la première période, des boissons mucilagineuses, gommeuses, telles que : violettes, quatre-fleurs, mousse perlée, etc.

Légère purgation avec l'huile de ricin ou la manne ; coton sur la poitrine, alimentation douce. Du moment que la toux devient convulsive, on ajoute aux infusions, par cueillerées à café et loin des repas, du sirop de Desessart. On fait sur la poitrine, matin et soir, une friction avec le mélange suivant :

> Huile d'amandes douces, 3 parties.
> Huile de croton, 1 partie.

Quand on a obtenu de la rougeur et de l'irritation à la peau, on suspend la friction pour recommencer quelques jours après, plus haut, plus bas, au côté ou au dos. A cette période, de légers vomitifs, quelquefois répétés, réussissent presque toujours. Le vin d'ipécacuanha parmi les vomitifs expectorants, paraît donner les meilleurs résultats.

Vers la troisième période, les tisanes de dattes

et jujubes miellées, les infusions d'hysope, de lierre
terrestre, conviennent. A cette période, le quinquina produit les meilleurs effets : aussi, administre-t-on avec succès l'élixir fébrifuge d'Huxam,
une cueillerée à café, deux fois par jour, dans un
peu d'eau sucrée.

CORS.

Le cor n'est autre chose qu'une concrétion épidermique, ou, pour mieux dire, l'épiderme lui-même talé, considérablement épaissi par la pression directe ou indirecte que les corps environnants exercent sur lui ; or, pour extirper le cor en entier, il suffit d'enlever tout l'épiderme épaissi qui le constitue.

Les divers emplâtres et onguents dont tant d'empiriques ont le prétendu secret, ne servent qu'à pallier légèrement la douleur comme le ferait un morceau de diachylon.

Le véritable remède et le seul, est l'extirpation ; voyons le meilleur procédé.

Avec un bistouri, on ne pourra jamais l'enlever complètement sans occasionner de vives souffrances au patient ; avec le nitrate d'argent, ou pierre infernale, rien de plus simple, de moins douloureux et de plus facile.

Après avoir pris un bain de pieds d'une demi-heure, et enlevé la partie la plus saillante du cor, au moyen d'un canif ou mieux des ongles, on prend un crayon de nitrate d'argent dont on humecte l'extrémité libre, et on le promène en pressant légèrement sur toute la surface de l'épiderme endurci et même *un peu* au-delà , sur l'épiderme sain ; cette opération ne doit pas durer plus d'une minute ; on attend, avant de mettre le bas, que la partie sur laquelle on a ainsi promené le caustique, soit entièrement sèche, et on la laisse dans cet état pendant huit

ou dix jours ; or, voici ce qui se passe dans cet
intervalle : — Le lendemain de l'application du
nitrate d'argent, toute la partie sur laquelle on
l'a promené devient noire ; il se forme une eschare
aux dépens de l'épiderme voisin ; il y a là un
cercle noir dont le point culminant du cor occupe
le centre. La circonférence du cercle formé par
l'épiderme sain ne tarde pas à se soulever peu à
peu dans tout son pourtour, à cause d'une légère
vésication produite par le caustique ; cette vésication s'étend même au-dessous du cor dans toute
son étendue, mais elle est si légère qu'on ne s'en
aperçoit même pas ; la petite quantité de sérosité
secrétée ne pouvant se faire jour au dehors, à
cause de l'eschare qui la retient, elle est bientôt
résorbée ; un épiderme de nouvelle formation
la remplace au dessous du cor, et, au bout de
huit ou dix jours, en exerçant avec les doigts ou

une pince quelques légères tractions de la circonférence au centre de l'eschare, on parvient à
extirper en entier, et sans douleur aucune, tout
l'épiderme endurci, et par conséquent tout le
cor sans qu'il en reste la moindre trace. Si, par
la pression de la chaussure, le cor venait à repa-
raître, on ferait une nouvelle application du
nitrate d'argent.

CORYZA

On désigne sous ce nom l'inflammation catarrhale de la membrane muqueuse des fosses nasales. Le coryza est quelquefois l'effet de corps irritants portés directement sur la membrane pituitaire; mais le plus souvent il résulte sympathiquement de l'impression du froid sur une partie plus ou moins éloignée, et particulièrement du refroidissement partiel de la tête ou des pieds. Il dure habituellement de quatre à huit jours, et guérit ordinairement de lui-même : il suffit de se préserver de l'impression du froid. On peut cependant hâter sa disparition à l'aide de bains de pieds sinapisés, de vapeurs émollientes dirigées vers les fosses nasales, et de l'introduction d'un corps gras dans les narines, du beurre de cacao par exemple. Enfin, lorsque malgré ces précautions le rhume de cerveau passe à l'état chronique et qu'il dure depuis fort longtemps, on applique un vésicatoire derrière le cou ou derrière l'une des oreilles, et l'on prise, cinq ou six fois par jour, un mélange à parties égales, de sucre et de sous-nitrate de bismuth.

COURBATURE.

Ce mot s'applique d'une manière spéciale à un accès de fièvre éphémère, occasionné par la fatigue, un excès quelconque, un *refroidissement* du corps, une suppression brusque de la transpiration, quelquefois même une impression morale vive, etc. Ce malaise est caractérisé par la lassitude générale du corps, et surtout des reins, les douleurs consécutives des membres, la lourdeur de la tête et une fièvre légère.

TRAITEMENT.

Observer une diète modérée, se couvrir convenablement et sans exagération ; boire quelques
tasses d'infusion de violettes ou de bourrache ;
dans la tasse du soir, vingt gouttes d'alcoolature
d'aconit.

Coxalgie. — V. *Rhumatisme*.

Crampe. — V. *Choléra, Dyspepsie*.

CROUP.

Le croup! A ce nom funeste les mères fré-
missent épouvantées. C'est l'ennemi de leur repos, le fantôme qui souvent trouble leur sommeil,
leurs plus doux rêves d'espérance; cette horreur
est, du reste, bien justifiée par les ravages que
cette maladie cruelle exerce sur de frêles créatu-
res. Lorsque le croup est bien déclaré, tout
l'amour et tous les soins de la mère la plus
dévouée deviennent la plupart du temps im-
puissants! Aussi ne saurions-nous blâmer les
justes appréhensions que le croup fait naître, et
les soins empressés que l'on se hâte de prodiguer

aux enfants qu'on en soupçonne atteints. Toutefois, la sollicitude des mères dépasse parfois à cet égard les bornes de la raison et de la prudence. Beaucoup de maladies, fort peu graves en elles-mêmes, sont confondues avec le croup par des parents faciles à alarmer ; et souvent, il faut le dire, certains médecins, pour se donner le mérite d'avoir arraché à un danger prétendu imminent un enfant adoré, appuient de leur autorité l'erreur de la famille, et obtiennent, à peu de frais, le succès d'une miraculeuse guérison que répètent ensuite les échos de la parenté. Disons-le de suite : le véritable croup est heureusement très-rare, et pour éviter, autant que possible, une confusion fâcheuse, je vais essayer de décrire les caractères anatomiques et les symptômes du croup proprement dit ; j'indiquerai les signes à l'aide desquels on peut le distinguer du faux croup, maladie beaucoup plus fréquente , en recommandant toutefois à mes lecteurs, d'avoir recours à un médecin aux moindres caractères alarmants.

Du Croup proprement dit. — Ce mot fut employé pour la première fois par un médecin écossais nommé Home, pour désigner une des variétés de l'*angine couenneuse* caractérisée par la production plus ou moins rapide, dans le larynx, la trachée-artère et les bronches, d'une fausse membrane, d'une inflammation *spéciale* de la muqueuse qui tapisse les voies aériennes. Cette fausse membrane, qui, passant avec rapidité de l'état fluide à l'état concret, obstrue les voies aériennes, empêche l'air de pénétrer facilement dans les poumons, et amène, en plus ou moins de temps, un état d'asphyxie tout à la fois sanguine et nerveuse qui fait périr les malades.

La fausse membrane croupale se moule en

quelque sorte sur les conduits dont elle tapisse l'intérieur. Elle se sécrète couche par couche, et acquiert une épaisseur qui varie depuis une demi-ligne jusqu'à une ligne. Cette épaisseur est toujours plus considérable dans les parties supérieures des voies aériennes, le larynx et la trachée-artère, par exemple, que dans les bronches et leurs divisions, où elle se résout en une mucosité épaisse. Sa couleur est d'un blanc jaunâtre, sa consistance, parfois, égale celle du blanc d'œuf cuit.

Peu de jours, et parfois même quelques heures après sa formation, cette fausse membrane se détache peu à peu de la muqueuse à laquelle elle était adhérente, les vomissements ou les violents efforts de la toux l'ébranlent tout à fait, et le plus ordinairement la brisent et la divisent en fragments qui sont entraînés par l'expectoration. Les malades éprouvent alors un soulagement momentané, qui fait place bientôt à de nouveaux accidents, si une nouvelle sécrétion reproduit une nouvelle fausse membrane. On a vu des individus la rejeter d'un seul coup tout entière. Elle offrait alors l'aspect de l'arbre trachéo-bronchique, c'est-à-dire, un tronc, des branches, des rameaux et des ramuscules. Toutefois, ces cas sont les plus rares, et les malades rejettent en général la fausse membrane par fragments plus ou moins épais et volumineux.

Symptômes du Croup. — On peut assigner au croup trois périodes bien distinctes. Bien que tous les malades n'offrent pas au même degré les symptômes de chacune d'elles, et que parfois les deux premières se confondent en raison de la rapidité des accidents, cependant, comme les cas où ces trois périodes existent sont les plus fréquents, je crois devoir les décrire ici, afin de donner une symptomatologie plus exacte et plus complète.

Première période. — Au début de la maladie, ceux qui en sont atteints éprouvent de petits frissons, suivis d'un léger mouvement de fièvre et d'un mal de gorge d'abord peu considérable. Il existe un peu de douleur au niveau des parties antérieures du cou, et souvent aussi un peu de gonflement des glandes sous-maxillaires. A part ces légers accidents, les malades et surtout les enfants conservent encore leur gaîté ; mais, comme la maladie tend à faire des progrès rapides, ils sont promptement tristes, abattus, surtout si la douleur de la gorge augmente, et si un peu d'étouffement se fait ressentir par intervalles avec un commencement de toux.

Dans les cas dont il s'agit, la maladie débute par le pharynx et les amygdales. Si l'on examine alors le fond de la bouche, on observe une rougeur assez vive sur ces parties, et l'on voit en même temps de petites plaques blanches ou blanc-jaunâtre, ou grisâtres, tant sur elles que sur le voile du palais et la luette.

Deuxième période. — La toux qui ne tarde pas à survenir, est un des premiers symptômes caractéristiques de la seconde période. Cette toux paraissant d'abord à des intervalles assez éloignés, consiste en de petites quintes qui se rapprochent peu à peu davantage, et sont suivies d'une extinction plus ou moins marquée de la voix et d'un sentiment pénible de suffocation. Cette toux a un caractère particulier ; elle est rauque, sèche, et, au lieu de retentir au dehors, on dirait qu'elle rentre dans le larynx et la trachée, où elle retentit comme dans un tube d'airain. Lorsque la quinte est passée, chaque inspiration s'accompagne d'un sifflement court et sec, qu'on peut entendre même à distance, mais mieux encore en appliquant l'oreille sur la partie póstérieure et supérieure de la poitrine. Souvent, un sentiment particulier de suffocation se manifeste immédiatement avant le commencement de la quinte; le malade, qui paraissait tranquille sur son lit, se soulève tout à coup, saisi qu'il est d'une subite terreur, que détermine un horrible sentiment de suffocation ; alors paraît la toux avec les caractères que je viens d'indiquer, et, ce qu'il est bon encore de remarquer, c'est que très-souvent l'intensité de la quinte n'est pas en rapport avec l'anxiété du malade, et l'intensité de la sensation d'étouffement qu'il éprouve. Cependant, la respiration devenue plus gênée s'accélère, et s'exécute avec des efforts d'inspiration qui deviennent de plus en plus énergiques ; le pouls acquiert une notable fréquence; la figure,

qui s'injecte pendant les quintes ou les redou-
blements fébriles, redevient ensuite pâle et
livide, tandis que les lèvres prennent une teinte
bleuâtre ; alors les malades sont affaissés, tristes,
et comme à moitié endormis.

Troisième période. — Enfin, si la maladie ne
tend pas à une issue favorable, soit naturellement, soit à l'aide des moyens de l'art (et ces
cas ne sont que trop nombreux), tous les symptômes ci-dessus mentionnés prennent un accrois-
sement plus marqué ; la voix est éteinte ; les
quintes de toux deviennent plus rares et tout à
fait sèches, la respiration très-fréquente et très-
bruyante ; la tête se renverse en arrière, et
l'assoupissement est tel, qu'on a les plus grandes
peines à en retirer momentanément les malades,
excepté lorsque le sentiment de suffocation, qui
semble se manifester plus particulièrement à certains intervalles, vient les arracher à cet état

d'immobilité. Alors, les efforts souvent inutiles qu'ils font pour respirer sont exécutés avec une sorte de désespoir. Ils s'élancent parfois de leur lit comme pour courir après l'air qui leur échappe, et finissent, après cette horrible lutte, par retomber dans un affaissement complet dont ils ne sortent plus; ils sont morts !

Tels sont les symptômes propres au croup proprement dit. Disons aussi que le croup atteint surtout les enfants de deux à huit ans.

Du faux Croup. — Le faux croup constitue une maladie beaucoup plus fréquente et moins grave que le croup vrai. C'est presque toujours vers le soir, ou dans la nuit, que les enfants qui en sont atteints, sont pris brusquement d'une toux sèche, à la fois rauque et sonore, qui, au lieu d'être sourde et rentrante comme celle du croup, semble au contraire s'échapper avẻ éclat de la poitrine, semblable au chant d'un jeune coq ou à l'aboiement d'un chien enroué. La gorge, examinée avec soin, laisse à peine découvrir une faible rougeur; mais jamais, dans ce cas, on n'aperçoit les plaques blanches ou blanc-jaunâtre qui sont les rudiments de la fausse membrane croupale, et qu'on trouve au début du croup sur le pharynx, les amygdales et la luette.

Causes. — Le croup s'observe ordinairement dans les pays froids et humides, puis dans les pays tempérés, bien plus rarement enfin ou jamais dans les pays chauds. Il est des contrées mêmes où cette maladie n'est guère connue que de nom. Ce sont particulièrement celles qui, en général, sont élevées, sur des plateaux de montagnes, et sont entourées d'une atmosphère plus sèche que celle des vallées. Au contraire, les vallées humides, les plaines bordant certains fleuves ou certaines rivières, par exemple, en France, la Saône, la Loire, l'Allier, l'Indre, le Cher, sont assez souvent exposées au croup, qui parfois s'y développe sous forme épidémique. Quant aux conditions sociales, il est bon de remarquer ici une inégalité assez évidente, relativement à la fréquence de cette maladie, suivant diverses conditions. Ainsi, sur vingt cas de croup, quinze au moins se rencontrent dans la classe pauvre, chez des enfants mal nourris, mal vêtus, et privés des soins que les classes aisées ou riches prodiguent aux leurs. Le *faux croup*, au contraire, se rencontre fréquemment chez les enfants de ces deux dernières classes, lesquels sont élevés dans des conditions toutes différentes.

TRAITEMENT.

Le traitement du croup ne saurait être tracé ici dans toute son étendue, sans déplacer les bornes et le but de ce dictionnaire. Il importe seulement de faire connaître quels sont les moyens les plus avantageux à employer au début de cette maladie, avant l'arrivée du médecin.

Le croup exige une thérapeutique très-active. L'application des sangsues sur les parties latérales du cou, à l'angle des mâchoires, est le premier moyen à employer et le plus efficace. Leur nombre doit varier selon l'âge et la force de l'enfant (deux à quatre, avant l'âge d'un an, six à huit vers l'âge de trois à quatre ans). Souvent le vomissement facilite le décollement et l'expulsion des fausses membranes ; on administrera donc, par cuillerée à bouche, toutes les cinq minutes, le mélange suivant :

Eau sucrée, demi-verre.

Vin d'ipécacuanha, deux cuillerées à bouche.

Emétique, cinq centigrammes.

Il faut aussi insister sur les dérivatifs, tels que : bains de pieds sinapisés, frictions sur les parties latérales du cou, sur les bras, sous les aisselles, avec l'onguent mercuriel, et enfin, application d'un vésicatoire sur la région sternale.

Disons maintenant quelques mots sur le traitement du *faux croup*. Lorsqu'on observe chez un enfant les symptômes que j'ai indiqués plus haut comme étant ceux du faux croup, il faut se contenter de donner à l'enfant des infusions de mauve ou de coquelicot, édulcorées avec le sirop de gomme ou de capillaire, si l'enfant est bien jeune; s'il a plus de quatre ans, avec une cuillerée à café de sirop de Desessart; mettre à la plante des pieds des cataplasmes de farine de lin saupoudrés de farine de moutarde; coton et taffetas ciré après. Enfin, si le ventre est resserré, lavements émollients et même purgatifs.

Dévoiement. Voy. *Diarrhée*.

DIARRHÉE

Il y a dévoiement ou diarrhée, toutes les fois que les excrétions intestinales sont plus fréquentes que de coutume, et que la matière de ces excrétions est plus limpide et plus abondante, qu'il y ait ou non de la fièvre ou des coliques.

La diarrhée est due, le plus souvent, à des écarts de régime ou à des aliments de mauvaise qualité, qui déterminent une inflammation plus ou moins grande des intestins.

Elle succède quelquefois aux grandes chaleurs qui provoquent l'abus des boissons froides et des fruits acides de la saison. C'est alors ce que le vulgaire appelle un *bienfait de nature*, bienfait qu'il faut bien se garder de favoriser et que l'on doit renvoyer au plus vite par la diète, les lavements d'eau de guimauve ou de graines de lin, les boissons mucilagineuses et émollientes, et, spécialement, l'eau de riz édulcorée avec le sirop de coings ou d'airelles ; enfin, quelques prises de sous-nitrate de bismuth.

Il existe encore un préjugé populaire qui veut que l'on respecte la diarrhée des enfants à la mamelle, surtout à l'époque de la dentition. C'est la perte de beaucoup de ces pauvres petits êtres, que l'on apporte ensuite au médecin dans les dernières périodes du marasme et de l'épuisement. Toute diarrhée qui dépasse trois ou quatre jours, doit être surveillée par les parents et traitée par un homme de l'art.

DYSPEPSIE.

ET DE SON TRAITEMENT PAR LA PEPSINE LIQUIDE DE BESSON, AU SIROP D'ÉCORCES D'ORANGES AMÈRES.

La Dyspepsie proprement dite est toute digestion lente, difficile et pervertie, souvent accompagnée de pesanteur et même de douleur à l'épigastre, de gonflements, de flatuosités, de vomissements, etc., conséquence ordinaire, tantôt d'un trouble de l'innervation fonctionnelle, tantôt d'un vice sécrétoire des organes digestifs, ou de ces diverses causes réunies. Les émotions vives et répétées, le chagrin, les préoccupations, l'atmosphère des villes, l'alimentation insuffisante ou de mauvaise nature, la mauvaise distribution des repas, les professions insalubres, le travail de bureau, l'abus de la table et des liqueurs alcooliques, les climats chauds et la saison qui, chez nous, y correspond le mieux, c'est-à-dire l'été, sont autant de causes qui amènent et entretiennent la Dyspepsie.

Symptômes. — Les dyspeptiques éprouvent par intervalles des frissons, souvent une chaleur locale, incommode, surtout à la figure : les sueurs sont faciles, les envies d'uriner fréquentes ; constamment la peau se ternit, le malade maigrit ; il ressent des soupirs, de l'oppression par moments, et, avec ces symptômes existent un appétit capricieux et souvent nul, des renvois, des pesanteurs au creux de l'estomac, et quelquefois des nausées et des vomissements.

Chez ces malades, le ventre prend souvent et subitement un volume considérable, la constipation est presque constante, et ils deviennent tristes, très-susceptibles, faciles à s'emporter. Tout bruit fort, toute conversation prolongée les fatiguent : ils accusent parfois des étourdissements, et ils recherchent la solitude. Quelquefois ils sont très-agités, et les idées les plus noires comme les plus terribles les tourmentent. Ils se plaignent de malaises généraux, de douleurs de tête ; et, quand ces douleurs cessent, ils en accusent d'autres. Souvent il n'est pas un seul point de l'économie qui ne soit souffrant, et constamment ils sont faibles.

Pour faciliter l'étude de cette maladie, très-connue, du reste, on l'a divisée en plusieurs classes, qui sont, la *gastrite aiguë* ou *chronique*, la *gastralgie*, la *gastro-entérite*, l'*embarras gastro-intestinal*, la *névrose stomacale* ou *intestinale*, etc., etc.

Pour bien faire comprendre l'action de la Pepsine dans ce genre d'affection , il me suffira d'expliquer en quelques mots le phénomène de la digestion et le rôle que joue le suc gastrique ou *Pepsine liquide acidifiée* dans cette fonction, la plus importante de l'organisme animal.

DE LA DIGESTION.

Cette fonction , particulière aux animaux , se compose, chez l'homme, de plusieurs actes successifs, savoir : la *mastication* et l'*insalivation* des aliments solides, qui s'opèrent dans la bouche ; la *déglutition* ou le passage , soit des aliments liquides, soit des aliments solides convertis en une sorte de pâte réunie par l'action de la langue et des parois de la cavité buccale en un bol qu'on nomme *bol alimentaire ;* le passage, dis-je, des aliments de la bouche dans le pharynx en traversant l'isthme du gosier, et de là, dans l'*estomac.* Celui-ci, placé à la partie supérieure et gauche du ventre, derrière et au-dessous des dernières côtes de ce côté reçoit, par son orifice supérieur, appelé *cardia,* le bol alimentaire que lui transmet l'*œsophage,* canal qui vient s'aboucher avec cet orifice.

C'est dans la cavité de l'estomac que se passent les phénomènes les plus importants de la digestion. C'est là que s'opère la sécrétion du fameux *suc gastrique.*

Dissous par le *suc gastrique,* subissant de douces pressions de la part des parois membraneuses et contractiles de l'estomac, soumis à l'influence de la chaleur et de l'humidité, les aliments éprouvent des changements physiques et chimiques qui se rapportent à la *trituration,* la *disso-*

lution et la *fermentation*, mais qui sont modifiés de telle manière, par l'action vitale, que la masse hétérogène, arrivée dans ce viscère, se trouve à la fin convertie en une pulpe grisâtre et homogène, qu'on appelle *chyme*. Ce chyme passe par petites portions, de l'estomac dans le premier intestin, à travers une ouverture qu'on appelle *pylore*.

Le SUC GASTRIQUE ou PEPSINE LIQUIDE ACIDIFIÉE est une sécrétion spéciale de l'estomac, sécrétion qui existe chez tous les animaux vertébrés, dont la production est intermittente comme les phénomènes digestifs eux-mêmes, et dont le principe actif est la pepsine.

Le suc gastrique imbibe et hydrate toutes les matières alimentaires qui sont soumises à son action. Quand on examine ce qui se passe dans la digestion d'un morceau de viande coupée en lanières minces, on observe que, d'abord, la matière alimentaire est hydratée et gonflée et qu'elle devient comme demi-transparente. Puis, après ce premier phénomène, en commence un autre en vertu duquel la substance se désagrége et se dissout.

Ces explications données, il sera facile de comprendre que la Dyspepsie, qui est une inflammation de la membrane muqueuse de l'estomac, a, non-seulement l'inconvénient de rendre la digestion douloureuse, mais encore de la rendre incomplète en diminuant sensiblement la quantité du suc gastrique, élément indispensable à la. digestion.

Le *Sirop de Pepsine liquide de Besson* agit, non-seulement en mettant dans l'estomac la quantité de *suc gastrique* qui lui manque dans certaines affections, mais encore en sollicitant l'estomac à fonctionner. L'écorce d'orange amère, dans ce cas, est une addition heureuse qui, tout en toni-

fiant l'estomac et les intestins, donne au médicament une saveur très-agréable.

Notre Pepsine est exclusivement préparée avec
des estomacs de moutons, par un procédé qui
nous est propre ; sitôt obtenue, elle est acidifiée
avec l'acide lactique et conservée *inaltérée* et
inaltérable dans du sirop d'écorces d'oranges
amères.

INDICATION ET ADMINISTRATION.

Indication. — « En principe, » dit le docteur
Guipon dans son excellent *Traité de la dyspepsie*,
couronné par l'Académie impériale de médecine,
« la pepsine convient toutes les fois que la digestion des substances azotées (viandes, œufs, fro-
mages, etc.) est plus ou moins en souffrance,

sans que l'on soit fondé à accuser une autre cause que le trouble fonctionnel, que le défaut ou la dépravation de la sécrétion gastrique, dont la quantité peut être insuffisante et les éléments acide et fermentifère mal proportionnés. Dans ces circonstances, il est évident que le ferment albuminoïde (la pepsine) est le remède rationnel, le remède physiologique. »

Toutefois il est bon de dire ici, que si la pepsine est un des remèdes les plus précieux que possède la matière médicale, elle n'est pas la *panacée universelle*. La pepsine convient dans toutes les formes de dyspepsie, c'est l'élément indispensable pour son traitement, mais suivant la forme qu'affecte la dyspepsie, il faut joindre à ce moyen : le régime, les amers, les laxatifs, les absorbants, les ferrugineux et quelquefois les vésicatoires sur la région stomacale.

Administration. — Dans quelques formes de dyspepsie, le sirop de Pepsine est administré par petites fractions dans la journée, avant et pendant le repas; mais le plus ordinairement, et c'est ainsi qu'il agit le mieux, on en prend une, puis deux cuillerées immédiatement avant chaque repas. Du reste, je ne saurais mieux faire pour renseigner le médecin et guider son malade, que de mettre sous leurs yeux quelques observations prises çà et là dans les hôpitaux ou dans la clientèle, et suivies avec le plus grand soin.

Dyspepsie gastralgique. — Un homme de constitution assez forte, de tempérament bilieux, entre à l'hôpital avec des vomissements assez fréquents, se plaignant de douleurs très-vives et opiniâtres accompagnant la digestion stomacale.

9

Régime simple , peu copieux , viandes rôties surtout, repas réguliers suffisamment espacés.

TRAITEMENT.

Le premier et le second jour une cuillerée de sirop de pepsine immédiatement avant chaque repas ; le troisième jour deux cuillerées. Comme le malade a toujours la bouche mauvaise le matin, on ajoute à son traitement une cuillerée à bouche d'élixir de stougthon tous les deux jours, le matin à jeun, et délayée dans le quart d'un verre de vin rouge. Le dixième jour, grande amélioration, appétit, troubles digestifs encore pénibles trois heures après les repas, mais se calmant en mangeant. Enfin, le seizième jour, disparition complète de tous les symptômes.

Dyspepsie gastrique aiguë. —

FORME ATONIQUE. — Au mois de novembre 1863,
une jeune femme de vingt-huit ans se présente
à l'Hôtel-Dieu pour y subir une opération : tempérament nerveux et bilieux, constitution sèche,
assez grêle, mais forte au fond. On attribue sa
dyspepsie à des peines morales et à la crainte
que lui cause depuis quinze mois l'idée d'une opération. Elle remarqua qu'à dater de ce moment
son appétit diminua, ses digestions devinrent
laborieuses et ses forces déclinèrent. Son médecin
habituel lui prescrivit à différentes reprises du
bismuth, de la magnésie, du quinquina, des ferrugineux, de la *pepsine en poudre*, des eaux de
Vichy, de Saint-Galmier, etc., le tout avec un
égal insuccès. A son entrée à l'hôpital : affai-
blissement, inertie générale, impossibilité de
marcher longtemps, de lire, impatience, inappé-

tence, digestions laborieuses, embarrassantes et douloureuses ; quelquefois vomissements quelques heures après avoir mangé.

Régime léger, composé d'une tasse de thé au lait le matin au lever, d'un œuf et d'une côtelette au déjeuner ; d'un potage, d'un morceau de viande rôtie et d'un légume herbacé au dîner ; vin coupé de moitié eau ferrée ; exercice progressif.

TRAITEMENT.

Immédiatement avant chaque repas une, puis deux cuillerées à bouche de sirop de pepsine. Comme il y a de la constipation causée par un abus de sous-nitrate de bismuth, deux légères purgations, à deux jours d'intervalle, avec du sirop de tamarin de Bruc. Au bout de quinze jours l'appétit se régularise, les digestions deviennent faciles, les forces augmentent ; elle supporte très-bien l'opération, et après un mois sort de l'hôpital parfaitement guérie de sa dyspepsie.

Dyspepsie gastro-intestinale. —

FORME GASTRO-ENTÉRALGIQUE. — Madame A. L., habitant la ville, menant une vie sédentaire dans un atelier, de constitution assez forte, de tempérament bilieux et lymphatique. Digestions lentes, douloureuses dans la phase intestinale aussi bien que dans la phase gastrique. C'est un sentiment d'ardeur, de cuisson. Il y a une chaleur plus grande à la peau du ventre, dont la pression est sensible.

Régime. — Le matin, au réveil, thé noir coupé

avec du lait ; aux deux repas, viandes rôties, légumes non féculents , vin coupé avec l'eau de César.

TRAITEMENT.

Une cuillerée de sirop de pepsine avant chaque repas. Le huitième jour digestion stomacale meilleure, appétit plus vif, digestion intestinale toujours difficile et douloureuse, gargouillements et constipation. Friction sur le ventre matin et soir avec le liniment de Rosen, deux cuillerées de sirop au lieu d'une, avant le repas ; lavements miellés tous les matins. Le vingtième jour la malade est complètement guérie.

Dyspepsie temporaire flatulente.

— Une dame de soixante-seize ans, alerte, vigoureuse et de bon appétit, changea soudain ses habitudes par suite d'un rhumatisme qui la força de garder la chambre. Sous la triple influence du repos, de la vie renfermée et d'une nourriture excessive, ses fonctions digestives se troublèrent ; elle éprouva des pesanteurs, des gonflements à l'estomac, des rapports fréquents, et, de temps en temps, des vomiturations et des vomissements alimentaires, sans autre retentissement, du côté des intestins, qu'une constipation opiniâtre causée par l'usage du bismuth.

Régime. — Une tasse de thé noir le matin au réveil ; un repas substantiel le matin, un repas léger le soir.

TRAITEMENT.

Deux légères purgations à deux jours d'intervalle, avec le sirop de tamarin du docteur Bruc, pour vaincre la constipation, et, avant chaque repas, deux cuillerées de sirop de pepsine. Amendement progressif et complet. La dyspepsie disparut au bout de cinq semaines.

Dyspepsie gastro-entérite aiguë. — Mai 1864. — M. H., quarante-six ans, ancien voyageur de commerce, fatigué, par une carrière des plus laborieuses, des excès de table, et surtout par l'abus des purgatifs drastiques et des liqueurs alcooliques; l'appétit en général bon et régulier, au moins une fois par jour, permet

de prendre une quantité suffisante d'aliments ;
mais deux heures après leur ingestion, il se produit des pesanteurs, des gonflements, de l'embarras à l'épigastre, avec éructations fréquentes.
Le malade sent très-bien quand la masse alimentaire a franchi l'estomac. A ce moment le ventre
se ballonne et parfois des colliques venteuses
s'y ajoutent avec des douleurs aiguës, puis la
diarrhée.

Régime sévère, composé de viandes rôties ;
un peu de thé noir après les repas.

TRAITEMENT.

Vésicatoire volant sur la région stomacale ;
le matin à jeun, une cuillerée à bouche d'élixir
amer de stougthon. Deux cuillerées de pepsine

avant chaque repas, lavements d'eau tiède le matin. Après vingt-cinq jours, guérison complète.

Dyspepsie gastrique chronique.

— Madame A. G., âgée de trente-deux ans, tempérament nervoso-bilieux, souffrante depuis cinq ans, en traitement depuis quatre ans, sans aucun résultat ; beaucoup plus fatiguée depuis l'usage des eaux de Vichy. Perte complète de l'appétit, nausées très-fréquentes, douleurs à l'épigastre et au dos, avec sentiments de pesanteur aux lombes et à l'hypogastre, langue épaisse, chargée, et palpitations ; enfin alternatives d'améliorations et de rechutes, mais jamais de guérison. Causes : chagrins domestiques anciens, travail excessif et longues veillées.

TRAITEMENT.

Une, puis deux cuillerées à bouche de sirop de pepsine avant chaque repas ; un bain tous les deux jours, avec addition de 250 grammes de carbonate de soude ; frictions chaque soir, sur la région de l'estomac, pendant dix minutes, avec un morceau de flanelle imbibé de liniment de Rosen ; lavements avéc 15 grammes de séné, tous les cinq jours. Après vingt-cinq jours, guérison complète.

EMPOISONNEMENTS

Une grande quantité de substances tirées des trois règnes de la nature peuvent déterminer des symptômes d'empoisonnement. Le traitement qu'il faut opposer aux accidents que leur ingestion détermine, varie suivant la nature de la substance. Il est toutefois des soins généraux, que l'on doit procurer aux malades, dès que l'on soupçonne la présence de quelque matière toxique, et cela sans attendre l'arrivée du médecin, qui saura distinguer le poison qu'il aura à combattre et le remède qui peut contrebalancer sa funeste action.

D'une manière générale, la première indication à remplir, quel que soit le poison ingéré, est de débarrasser l'économie de celui qui n'a pas encore été absorbé. On arrive à ce but à l'aide des vomitifs.

Certains poisons amènent naturellement les vomissements; il suffit alors de les favoriser, soit en administrant de grandes quantités d'eau tiède, soit en titillant la luette avec des barbes de plume, ou en portant le doigt au fond de la bouche. Si les vomissements sont nuls ou insuffisants, et si les moyens indiqués plus haut ne provoquent point le rejet du poison, on fait avaler au malade un vomitif quelconque; deux grains d'émétique, de la poudre d'ipécacuanha, du vin d'ipécacuanha, etc.

Lorsque, par l'observation du temps qui s'est écoulé depuis l'empoisonnement, deux ou trois heures, par exemple, on supposera que la substance toxique a déjà franchi l'estomac et pénétré dans l'intestin, on administrera un lavement purgatif, ou mieux, on fera avaler trente ou quarante grammes de sulfate de soude ou de magnésie, et deux grains d'émétique dissous dans deux verres d'eau.

La seconde indication consiste à neutraliser l'action du poison par un *antidote;* je vais indiquer l'emploi de ces contre-poisons, en recommandant toutefois, à mes lecteurs, de n'avoir recours à ces moyens que dans les cas où il est impossible de se procurer un médecin.

1° Empoisonnements par les acides concentrés : Acides nitrique, sulfurique, chlorhydrique, acétique, oxalique, le bleu en liqueur, l'eau de javelle, etc.

Symptômes. — Celui qui a avalé une certaine quantité d'acide concentré, éprouve une chaleur dévorante dans la bouche, dans la gorge et dans l'estomac ; les envies de vomir, les vomissements suivent bientôt. Les vomissements varient de couleur : ils sont jaunâtres, noirâtres, quelquefois mêlés de sang. Ils sont acides, âcres, brûlants, ils bouillonnent sur le carreau. Il se manifeste des hoquets, et bientôt des selles copieuses, plus ou moins mêlées de sang et de débris muqueux ; le malade ressent en même temps des douleurs atroces dans l'estomac et dans le bas-ventre ; ces douleurs se répandent par tout le corps, oppriment la poitrine, la soif devient de plus en plus ardente ; l'anxiété augmente ; les boissons, loin d'apaiser les troubles qui se manifestent, augmentent les douleurs en déterminant les vomissements ; le pouls est fréquent et dur, la peau et les membres inférieurs se refroidissent, le corps se couvre d'une sueur froide ; des envies d'uriner se manifestent douloureusement et sans résultat ; l'agitation augmente, il survient des mouvements convulsifs suivis de prostration ; le visage pâlit et se plombe ; le malade conserve, le plus souvent, l'intégrité de ses facultés intellectuelles. Une toux fatigante vient ajouter à l'anxiété du malade ; sa voix s'altère, le pouls devient petit, les membres se contractent, et, selon que l'acide avalé est plus ou moins concentré, ou a été pris en plus ou moins grande quantité, la mort peut arriver au bout de quelques heures, ou après quelques jours, et même être le résultat des accidents consécutifs de l'empoisonnement.

TRAITEMENT.

Le contre-poison, l'antidote par excellence

des acides, c'est la magnésie calcinée et hydratée. Mais il faut l'administrer avec célérité, car tout le succès dépend de la promptitude des secours.

A cet effet, on délaiera dans un litre d'eau trois ou quatre cuillerées à bouche de magnésie, et on administrera ce liquide par verres de minute en minute. On continuera ainsi tant que les vomissements seront acides.

Toutefois, comme la recommandation d'avoir toujours un flacon de magnésie chez soi ne sera pas partout écoutée, et que dans ces cas d'empoisonnements, il n'y a pas un instant à perdre, à défaut de magnésie, on fera avaler au malade de l'eau, dans chaque litre de laquelle on aura fait dissoudre gros comme une noix de savon ordinaire. Enfin, on peut administrer également du blanc d'Espagne ou blanc de Troyes, délayé dans de l'eau ; du lait, des huiles douces, des boissons adoucissantes et mucilagineuses, quelques blancs d'œuf battus et délayés avec de l'eau ; à défaut de ces moyens, gorger d'eau le patient.

En même temps que ces boissons antidotes seront prodiguées par en haut, elles seront aussi administrées en lavement.

2° Empoisonnements par les alcalis : Potasse, soude, ammoniaque, chaux vive, carbonates de soude, de potasse, d'ammoniaque. — Les poisons alcalins, agissent sur l'économie animale avec une énergie non moins destructive que celle des acides, et réclament des soins aussi prompts, aussi intelligents.

Symptômes. — Les alcalis, pris à l'intérieur,

ont sur la bouche, l'estomac et les intestins, une action aussi destructive que les acides les plus concentrés. Ils brûlent et détruisent comme le fer rouge, en causant des convulsions horribles. Leur saveur est généralement âpre et caustique; ils ne rougissent pas le papier de tournesol et ne bouillonnent pas sur le carreau.

TRAITEMENT.

On ajoute à un litre d'eau un verre de vinaigre ordinaire, et l'on administre ce mélange par verrée toutes les minutes. On peut remplacer le vinaigre par du jus de citron, et on continuera cette boisson acide, jusqu'à ce que les vomissements ne soient plus alcalins. Ensuite, on aura recours aux potions huileuses, aux boissons émollientes, à l'eau albumineuse, etc., comme pour les acides.

3° Empoisonnements par les sels de cuivre et par les sels de mercure, le sublimé corrosif, par exemple. — Toutes les préparations de cuivre ou de mercure introduites dans l'estomac, même à petites doses, sont extrêmement vénéneuses. Les symptômes qu'elles produisent, sont : une saveur âcre, métallique, un sentiment de brûlure au fond de la gorge, resserrement à l'arrière-bouche, dans l'estomac et les intestins, envie de vomir, matière des vomissements ne bouillonnant pas sur le carreau ; rapports fréquents et fétides, hoquets ; pouls accéléré, petit, serré, quelquefois inégal ; soif inextinguible ; crampes ; extrémités glacées ; prostration complète ; face décomposée ; délire.

TRAITEMENT.

Le contre-poison, par excellence, des sels de cuivre et de mercure, est l'*albumine* ou *blanc d'œuf.*

Dès que l'on aura constaté que l'empoisonnement a pour cause une préparation de cuivre ou de mercure, prise à l'intérieur, ou appliquée à l'extérieur, on délayera cinq ou six blancs d'œuf par chaque litre d'eau froide, et on administrera ce liquide albumineux, par verres, à des distances très-rapprochées. On accumulera ainsi cette boisson dans l'estomac, afin de provoquer des vomissements, qu'on pourra favoriser en portant le doigt au fond de la bouche. A mesure que l'estomac se débarrassera par les vomissements, et du poison et du liquide antidote, on administrera de nouvelle eau albumineuse, et on provoquera de nouveaux vomissements; en même temps, on prescrira des lavements avec l'eau et le blanc d'œuf.

Lorsque l'on jugera que le poison a été neutralisé par l'antidote ou expulsé par les vomissements, on administrera des boissons adoucissantes ou émollientes ; enfin, on s'occupera du traitement des accidents consécutifs.

4° Empoisonnements par l'arsenic et par les préparations arsenicales.

— Toutes les préparations arsenicales sont vénéneuses au plus haut degré, et les symptômes de l'empoisonnement sont à peu près les mêmes que ceux décrits dans l'article précédent : Voyez *cuivre, mercure.*

TRAITEMENT.

Le peroxyde de fer hydraté, proposé en 1834 par Bunsen, est évidemment le contre-poison par excellence des sels arsenicaux ; mais, comme il faut agir promptement et que ce sel ne se trouve dans aucune main, pas même dans celle du pharmacien, attendu que, pour être efficace, il doit être préparé au moment même, voyons un antidote qui puisse se trouver sous la main.

Il y a quelques années, un chimiste de grande valeur, M. Bussy, démontra d'une manière péremptoire, les propriétés antidotaires de la magnésie calcinée et hydratée ; il la place bien au-dessus du peroxyde de fer gélatineux, comme contre-poison de l'arsenic. Pour cela, on délaie dans un litre d'eau chaude quatre ou cinq cuillerées de magnésie, et on administre ce liquide, par verres, de minute en minute ; enfin, on facilitera les vomissements autant que possible. A défaut de ces substances, on fera prendre au malade du lait, de l'huile d'olive, du charbon de bois en poudre et délayé dans de l'eau sucrée, de l'eau albumineuse, etc. Les soins consécutifs sont ceux de la gastrite plus ou moins aiguë ; v. ce mot.

5° Empoisonnements par les sels d'argent, la pierre infernale, par exemple. — Le nitrate d'argent est très-vénéneux ; il est caustique ; c'est même le caustique le plus usuel en chirurgie, puisqu'il constitue la pierre infernale.

Dans cet empoisonnement, heureusement très-rare, on doit s'empresser de faire boire, de minute en minute, un verre d'eau salée (quatre cuillerés à bouche de sel de cuisine pour un litre d'eau), et dans le troisième ou quatrième verre deux grains d'émétique.

6° Empoisonnements par le phosphore. — L'action toxique du phosphore ou des matières phosphorées, est presque complètement substituée, de nos jours, à celle de l'arsenic, dans les empoisonnements criminels ou accidentels.

Les symptômes de l'empoisonnement par le phosphore et ses préparations, sont à peu près les mêmes que ceux de l'empoisonnement par les acides concentrés, et le traitement est aussi le même. (Voir ce mot.)

Pourtant, je ne dois pas passer sous silence les expériences d'un pharmacien de Paris, M. Personne, chimiste distingué, qui a proposé l'emploi de l'essence de térébenthine, pour combattre l'empoisonnement par le phosphore. Dans les quinze expériences faites par l'auteur, et dont il vient d'entretenir l'Académie des sciences, tous les sujets qui n'ont pas pris l'antidote ont succombé, tandis que ceux qui ont été soumis à l'action de l'essence, n'ont fourni que deux morts sur dix.

Le meilleur moyen d'administrer l'essence de térébenthine, est le suivant : on délaie une cuillerée d'essence avec un jaune d'œuf et on ajoute, en remuant toujours, un verre d'eau froide. Le mélange bien émulsionné, on l'avale en une seule fois ; vomitif après.

2° Empoisonnements par les végétaux et leurs alcaloïdes. — Les poisons végétaux sont très-nombreux, et il n'y a pas, à proprement dire, d'antidote. Après avoir fait vomir le malade et vider l'intestin, il reste à calmer l'irritation par les boissons émollientes, l'éther ou le laudanum, si l'on a affaire aux poisons irritants, tels que : les champignons, la noix vomique et ses alcaloïdes, le camphre, etc. Si, au contraire, on a affaire à des préparations d'opium, le laudanum, par exemple, ou à une plante de la famille des solanées, on administrera de la limonade acide, de l'eau vinaigrée, du thé et surtout du café

ENTORSE.

L'entorse succède au déplacement plus ou
moins considérable, mais momentané, des
diverses pièces osseuses qui composent une articulation, d'où résulte une enflure plus ou moins
considérable du lieu blessé. L'articulation la plus
souvent affectée est celle du pied, surtout la partie externe de cette articulation; un faux pas,
une chute, un saut, telle est la cause la plus
ordinaire de la maladie : le poids du corps venant à porter à faux, comme on le dit, sur les
parties fibreuses et ligamenteuses qui assujétis-
sent le pied à la malléole externe (ou cheville du

pied), ces parties sont tiraillées, douloureusement distendues ou même déchirées, et bientôt,
la douleur appelant un afflux plus ou moins
considérable de liquides, en même temps que le
sang échappé des petits vaissaux rompus s'infil-
tré sous la peau qu'il colore, une tuméfaction
plus ou moins forte ne tarde pas à s'emparer du
pied et du bas de la jambe, surtout si le blessé
fait des efforts pour marcher après l'accident.
Un homme de l'art distinguera assez facilement
une simple entorse d'une *fracture* ou d'une *luxation*, mais il n'en sera pas de même des personnes
étrangères à l'art, et surtout de ces ignares
rebouteurs dont les brutales pratiques ne font ordinairement qu'accroître le mal qui existe déjà.
Dans tous les cas, la première chose à faire est
de placer convenablement la partie blessée, et
de prescrire le repos le plus absolu. Si donc l'accident a eu lieu dans la rue, dans un escalier, il

faut transporter le malade à bras, ou dans une voiture, la jambe et le pied soulevés, et se hâter de le mettre au lit. On peut ensuite essayer, si l'on est appelé sur le champ à le secourir, de faire avorter l'inflammation, en appliquant, sur la partie tuméfiée, des linges imbibés d'eau froide et de vinaigre, que l'on mouillera souvent à l'aide d'une éponge, après avoir pris soin de placer sous le membre un drap plié en plusieurs doubles et un morceau de toile cirée pendant vers le plancher, pour diriger hors du lit l'eau qui s'écoule. On peut encore se servir de vessies remplies de glace pilée ou neige fondue; mais ce topique est plus pénible à supporter. Le membre doit être demi-fléchi et posé commodément sur un oreiller, ou mieux sur un coussin de balle d'avoine; un cerceau placé sous la couverture empêchera le poids de celle-ci de peser sur la la partie souffrante, et facilitera les aspersions d'eau froide.

Si ces applications froides deviennent inopportunes, soit qu'elles répugnent au malade, soit qu'il ait la poitrine délicate, soit que plusieurs heures soient écoulées depuis l'accident, le mieux est alors de poser quelques sangsues autour du gonflement, d'appliquer ensuite des cataplasmes de farine de lin sur l'articulation ; on les remplacera au bout de trois ou quatre jours, par des compresses imbibées d'eau additionnée d'extrait de saturne et d'alcoolature d'arnica. Si les morsures de sangsues s'étaient enflammées on les préserverait au moyen d'un petit linge enduit de cérat. Quand l'entorse n'est pas des plus violentes, le malade peut, quelquefois au bout d'une semaine de ce traitement, commencer à marcher un peu dans sa chambre, le pied étant tenu soigneusement enveloppé de compresses et de ban-

des, pour éviter qu'il ne se tuméfie ; et, dès la
fin de la seconde semaine, il peut souvent être
regardé comme guéri, sauf certaines précautions
à prendre pour ménager la faiblesse de l'articulation. La règle est d'éviter tout mouvement qui
pourrait rappeler le moins du monde la douleur.
Mais, dans un assez grand nombre de cas, le
repos doit être gardé beaucoup plus longtemps,
et si le malade a quitté le lit, il doit au moins
tenir son pied soulevé sur un tabouret, et activer
la circulation par des frictions avec le liniment
tonique de Rosen.

L'entorse, soignée avec tact et discernement,
n'est jamais une blessure grave par elle-même,
mais combien de douleurs, d'incommodités, quelquefois d'accidents sérieux, se préparent ceux
qui se livrent à la marche trop tôt, et qui négli-
gent les soins et les conseils du médecin, pour

s'abandonner aux pernicieuses pratiques des charlatans et des commères !

On appelle vulgairement *foulure*, une entorse
légère. Le traitement est le même que pour
l'entorse, mais la guérison est plus rapide.

EPILEPSIE.

Le siége de l'épilepsie est dans la moelle allon-
gée et dans le bulbe dont l'excitabilité est sensiblement augmentée. Les symptômes apréciables
sont les suivants :

Quelquefois les accès sont précédés de malaise
et de vertiges ; d'autres fois le malade tombe
tout-à-coup comme frappé de la foudre : la tête,
les bras, les jambes, le tronc, s'étendent et se
fléchissent tour à tour avec une raideur et une
violence extrêmes : le visage convulsé revêt une
expression hideuse, la bouche est pleine d'écume;

le globe de l'œil est immobile ou roulant dans l'orbite, et sa pupille dilatée ; le grincement des dents et la constriction des mâchoires mettent la langue en danger d'être mordue, déchirée. Au milieu de cette agitation tumultueuse du système musculaire, la sensibilité et l'intelligence sont suspendues ; la circulation et la respiration sont troublées. Les symptômes d'une congestion cérébrale se manifestent d'ordinaire : le cou, le visage se gonflent, se colorent de rouge, ou de violet. La respiration est difficile, entrecoupée, bruyante et accompagnée de bruits divers. Enfin après l'accès, stupeur et assoupissement, pesanteur de tête, accablement général, nulle connaissance de tout ce qui s'est passé.

Le *traitement* de l'épilepsie se divise naturellement en deux sections principales, savoir : les soins à donner pendant l'accès ; les précautions et

les moyens dont il convient d'user dans les intervalles.

Pendant l'accès, la première chose à faire est
de placer le malade dans une position horizontale, la tête peu élevée ; on desserre ses vêtements, et, plus soigneusement, ceux de la
poitrine et du cou, on éloigne la foule importune,
on contient avec assurance et ménagement les
mouvements convulsifs, dont la violence pourrait
occasionner des contusions, des fractures ; et
dans ce même but, on écarte avec soin tous les
corps dont la forme ou la résistance pourrait
blesser.

La bouche appelle une attention spéciale : si
la langue se trouvait prise entre les deux mâchoires, il faudrait se hâter de la dégager, pour
en empêcher le déchirement et peut-être l'amputation ; après cela, l'accès suivra son cours.

Dans l'intervalle des accès, les épileptiques

doivent se mettre dans des conditions hygiéniques propres à prévenir l'action des causes
déterminantes de la maladie. Ainsi, l'intempérance
des sens leur est essentiellement nuisible ; ils ne
supporteraient pas non plus sans danger les
excès de travaux d'esprit, encore moins les
passions, les violentes émotions de l'âme ; ils ont
besoin d'être modérés en toutes choses, même
dans le sommeil, qui leur serait nuisible dans la
journée, surtout après les repas. Enfin, disons
que l'épilepsie n'est pas sans remède, qu'elle a
été guérie maintes fois par la valériane, la feuille
d'oranger, le camphre, le musc, l'assa-fœtida et
autres stimulants antispamodiques ; par l'application de sangsues derrière les oreilles, de vésicatoires, de seton à la nuque, et surtout par l'usage
du *sirop de Pagliano*.

Etourdissement. — V. *Vertige.*

EXCROISSANCES.

Verrues, Végétations, Poireaux.
— On désigne vulgairement, sous ces différents noms , de petites tumeurs de la peau, des excroissances verruqueuses et des productions charnues qui résultent d'un développement anormal du système capillaire. Toutes ces excroissances font saillie à la surface des organes, et spécialement de la peau ou d'une membrane muqueuse, et, ordinairement, n'y tiennent que par une base menue et des racines sans profondeur.

Quelle que soit la nature de ces productions gênantes, un seul traitement en a raison. C'est

l'excision avec un instrument tranchant et la cautérisation suffisamment répétée, au moyen de
l'acide acétique concentré ou du nitrate d'argent.
Il est bon, quand on fait cette petite opération,
de préserver la peau ou les muqueuses voisines,
au moyen d'une petite couronne de cire. Souvent
une seule cautérisation suffit.

Fièvre rouge. — V. *Scarlatine*.

FLUXION.

Le mot fluxion, pris dans sa valeur littérale, signifie appel ou entassement de liquide, sang ou sérosité, sur une partie quelconque du corps. La signification que lui donnent les gens du monde est plus bornée, et c'est dans ce sens que nous devons le prendre dans ce petit travail. Ainsi, le nez, les lèvres, ou plutôt les muqueuses et la peau de ces organes sont sujets aux fluxions, c'est-à-dire qu'on les voit se tendre, devenir rouges, douloureuses, et communiquer leur irritation aux glandes voisines. Ce ne sont, la plupart du temps, que de petits érysipèles, accompagnés de peu ou point de fièvre, et que l'on combat facilement par un léger purgatif et des boissons rafraîchissantes.

Les *fluxions gingivales* sont habituellement causées par la présence, dans son alvéole, d'une dent gâtée ou simplement d'un chicot, qui ne peuvent qu'irriter, par leurs aspérités, les parties voisines. Elles sont très-douloureuses. Des lotions et des gargarismes d'eau de guimauve, des cataplasmes de farine de lin et l'incision ou coup de lancette dans la petite tumeur, pratiquée de bonne heure, en diminuent considérablement l'acuité et la durée. L'extirpation, en temps utile, de la cause du mal, est encore ce que l'on peut conseiller de mieux.

Foulure. — V. *Entorse.*

Fraîcheurs. — V. *Rhumatisme.*

Furoncle. — V. *Abcès chauds.*

Gastralgie. —

Gastrite. —

Gastro-Entérite. —

V. *Dyspepsies*.

Goutte. — V. *Rhumatisme*.

Grippe. — V. *Bronchite*.

HÉMORRHAGIE.

On appelle hémorrhagie toute perte insolite de sang, qu'elle soit causée par une division des tissus, par simple exhalation du liquide à travers les muqueuses, ou par l'ulcération et la rupture des vaisseaux sanguins. Dans les hémorrhagies par accidents, le danger dépend de la quantité de sang perdu; dans celles qui se produisent d'elles-mêmes, le danger est quelquefois plus grand que la quantité de sang perdu ne le ferait supposer, parce que cela indique une altération profonde du sang ou des organes qui le laissent échapper.

Pour se rendre compte de la manière de s'y prendre, pour arrêter le sang, dans les blessures des membres, il faut savoir qu'il y a deux sortes de vaisseaux ; ceux qui portent le sang du cœur vers les extrémités, ce sont les *artères*, et ceux qui le rapportent des extrémités vers le cœur, ce sont les *veines*. Les blessures des *artères* sont bien plus graves que celles des *veines*, et bien difficiles à guérir. On les reconnaît à ce que le sang artériel est d'un rouge vermeil et qu'il sort par *jets* saccadés, réguliers comme les battements du cœur ; quand le sang sort noir et non par jets saccadés, c'est qu'il vient d'une veine; il est alors beaucoup plus facile à arrêter. En comprimant une veine *plus bas* que la coupure, on empêche le sang d'y arriver; ce serait le contraire pour une artère ; en effet, puisque le sang vient du cœur *en droite ligne*, c'est entre le cœur et la coupure qu'il faut presser, pour l'empêcher de sortir.

TRAITEMENT.

Lorsque l'hémorrhagie est causée par déchirure ou division des tissus par instrument tranchant, le rapprochement des bords de la plaie et l'application d'un tampon de charpie imbibé d'eau de Pagliari, suffit pour arrêter la perte. Si le jet du sang est rutilant et par saccades, il y a piqûre ou division d'une artère, et la ligature faite par un chirurgien est indispensable. En attendant la venue de l'opérateur, il faut comprimer avec le doigt l'artère blessée, si l'on peut en sentir les battements, ou serrer fortement le membre au-dessus de la plaie, avec un lien large et résistant, une bande ou simplement un mouchoir.

L'hémorrhagie nasale, connue sous le nom d'*épistaxis*, est un suintement sanguin, qui se fait par la muqueuse nasale. Modérée, elle ne réclame aucun traitement ; on doit l'abandonner entièrement aux ressources de la nature. Plus abondante, il suffira de placer l'individu dans un lieu frais, la tête élevée, et sans le laisser s'incliner vers le vase qui reçoit le sang. On placera de l'eau froide sur le front, au moyen de compresses qui en seront imbibées, et que l'on renouvellera fréquemment : on fera renifler de l'eau fraîche additionnée d'eau de Pagliari, et même, si cela est nécessaire, de l'eau de Pagliari pure. Des bains de pieds sinapisés, des bains de mains chauds ou froids, peuvent également donner de bons résultats.

Les piqûres de sangsues donnent quelquefois naissance à de petites hémorrhagies ; pour les arrêter, il suffit, le plus souvent, d'appliquer le

doigt sur la piqûre et de comprimer un moment ;
si ce moyen ne suffit pas, on fera usage de l'eau
de Pagliari ; au besoin, deux ou trois gouttes de
perchlorure de fer sur la piqûre.

HOQUET

Contraction spasmodique et subite du muscle diaphragme, déterminant une secousse brusque des cavités thoraciques et abdominales, accompagnée d'un bruit rauque tout particulier et d'un resserrement subit de la glotte, par lequel l'inspiration est interceptée.

Le hoquet, considéré comme affection isolée, n'offre aucune importance, et les moyens les plus simples, comme l'ingestion d'un verre d'eau avalé sans reprendre haleine, le détournement de l'attention, le retard de l'inspiration suffisent habituellement pour le faire disparaître. Il persiste cependant quelquefois, surtout chez les femmes nerveuses et hystériques, et l'on peut essayer sur celles-ci des frictions au creux de l'estomac, avec de petites quantités de laudanum ou de chloroforme, et même appliquer sur cette région un petit vésicatoire volant. A l'intérieur, dix à vingt gouttes d'absinthe ordinaire sur un morceau de sucre. Le hoquet qui survient dans le cours de la dyssenterie ou des maladies graves du tube digestif, est habituellement un signe fatal, lorsqu'il ne cède pas de bonne heure aux moyens indiqués.

Hydrophobie. Voy. *Rage.*

Hystérie. Voy. *Attaques de nerfs.*

INDIGESTION.

On désigne, sous le nom d'indigestion, un trouble passager et subit des fonctions digestives, qui survient ordinairement quelques heures après l'ingestion d'aliments trop copieux ou de mauvaise qualité, ou sous l'influence d'une cause étrangère telle que l'action du froid ou une vive affection morale. L'indigestion est une irritation de la membrane muqueuse gastro-intestinale, qui présente un grand nombre de degrés et de variétés différentes. Tantôt il y a seulement gêne et pesanteur à l'estomac, rapports acides, ballonnement de l'abdomen : on rétablit la régularité de la digestion au moyen d'une légère infusion de thé noir, de camomille, de tilleul, etc. Tantôt à ces symptômes, d'abord si légers, se joignent du dégoût, des nausées, des hoquets, des baillements, de légers frissons, des sueurs froides, enfin des vomissements, précédés ou suivis de mouvements spasmodiques, de céphalalgie, d'accablement, etc. Souvent aussi il y a des coliques et des évacuations alvines abondantes et répétées. Lorsque le vomissement a eu lieu naturellement, il ne reste plus qu'à insister sur les boissons délayantes ; dans le cas contraire, s'il existe de violentes nausées sans vomissements, il faut les faciliter en administrant de l'eau tiède, additionnée de 20 à 30 gouttes d'eau de Cologne, et au besoin de 5 à 10 centigrammes d'émétique. Enfin, si c'est dans le tube intestinal plutôt que dans l'estomac que la digestion est troublée, il faut joindre aux boissons délayantes, les lavements d'eau de mauve ou de graines de lin.

Une fois l'estomac débarrassé, il s'agit de combattre l'irritation dont il est le siége ; pour cela, on appliquera sur le point douloureux du ventre ou de l'estomac, de larges cataplasmes de farine de lin arrosés de laudanum, et l'on administrera, par cuillerée toutes les heures, la potion suivante :

> Eau sucrée, une verrée ;
> Eau de fleurs d'oranger, 2 cuillerées ;
> Laudanum, 20 gouttes.

Dans un grand nombre de cas, l'indigestion est causée par l'affluence périodique de la bile vers l'estomac ; on préviendra ces accidents en prenant, le matin à jeun, une ou deux fois par semaine, une cuillerée à bouche d'élixir amer de Stougthon.

IVRESSE.

L'abus des boissons alcooliques produit une excitation du cerveau, qui ne se manifeste d'abord que par de l'entrain et de la gaîté ; mais bientôt l'exaltation est poussée jusqu'à la fureur ou disparaît pour faire place à la stupeur ou à la prostration la plus complète. Lorsqu'on veut secourir un homme plongé dans l'ivresse, il faut le retenir couché, la tête plus élevée que le reste du corps, et déterminer les vomissements, soit en titillant avec une plume la luette et le voile du palais, soit en lui administrant de l'eau tiède. Si les vomissements ne ramènent point le calme.

il faut appliquer au malade des sinapismes sur
les jambes et lui faire avaler, par petites doses,
un verre d'eau sucrée, dans lequel on aura versé
de 10 à 20 gouttes d'ammoniaque.

L'ivresse habituelle ou seulement fréquente,
dégrade le corps et l'esprit. Elle conduit à la
folie ou détermine une maladie spéciale, caractérisée par le délire et le tremblement des membres, à laquelle succombent de bonne heure les
ivrognes incorrigibles.

Laryngite. V. *Angine.*

Lumbago. V. *Rhumatisme.*

LUXATION.

On appelle luxation le déplacement de deux surfaces articulaires contiguës et jouant l'une sur l'autre. Les luxations sont produites par des chutes, des coups ou des efforts inusités. La perte des mouvements du membre qui est le siége de la blessure en est le signal le plus frappant. Lorsque l'on reconnaît cet accident, il faut se mettre le plus tôt possible entre les mains d'un chirurgien, et faire en attendant sa venue, sur le siége présumé de la luxation, des applications fréquemment renouvelées de compresses trem-

pées dans de l'eau froide additionnée d'extrait
de saturne et d'alcoolature d'arnica.

Mal de gorge. V. *Angine*.

Narcotisme. V. *Empoisonnement*.

Noyés. V. *Asphyxie*.

Panaris. V. *Abcès chauds*.

Pendaison. V. *Asphyxie*.

Petite-vérole. V. *Variole*.

Phlegmon. V. *Abcès*.

Piqûre. V. *Plaies*.

PLAIES.

BLESSURES, COUPURES, PIQURES, MORSURES.

On désigne sous ce nom les solutions de continuité, récentes et ordinairement sanglantes, des tissus vivants. Résultats de l'action directe de causes mécaniques externes, les plaies *simples, composées, compliquées* sont par : 1° incision; 2° armes à feu ; 3° déchirure, morsure ou arrachement ; 4° piqûre ; 5° contusion ; 6° *ou avec* intoxication.

Les causes, quoique fort nombreuses, peuvent

se réduire à un petit nombre de chefs principaux, mais chacun de ces chefs peut donner lieu à des plaies qui présentent des caractères spéciaux. Aussi, avant d'indiquer à mes lecteurs les premiers soins à donner aux blessés, dois-je leur dire quelques mots sur les phénomènes généraux qui accompagnent toutes les plaies; non pour leur apprendre à se passer des conseils d'un homme de l'art, ce qui serait de l'imprudence, mais pour les mettre en garde contre des préjugés populaires et des moyens empiriques qui, le plus souvent, font d'une plaie simple une plaie compliquée.

L'action de la cause vulnérante produit immédiatement les effets suivants : une douleur généralement assez vive, qui est due à la lésion des filets nerveux; un écartement des lèvres de la plaie, qui varie beaucoup suivant la partie lésée, et enfin une hémorrhagie fournie par les vais-

seaux qui ont été divisés. Mais bientôt on voit
survenir d'autres phénomènes qui ne sont que le
travail au moyen duquel la nature cherche à réparer le désordre produit. La douleur se calme
peu à peu, l'écoulement du sang s'arrête, et au
bout de trente-six à quarante-huit heures, les
bords de la solution de continuité se gonflent,
s'enflamment, et laissent exsuder un liquide qui
se coagule promptement, s'agglutine, maintient
en rapport les surfaces opposées, et s'organise
promptement de manière à servir entre elles de
moyen d'union. C'est ce que l'on a désigné sous
les noms de lymphe plastique, coagulable, orga-
nisable, etc. Cette lymphe, qui commence à être
exsudée peu d'heures après la production de la
solution de continuité, est d'abord d'une très-
faible consistance; mais elle acquiert bientôt
de la solidité; il s'y forme des vaisseaux nouveaux; et vers le cinquième ou le sixième

jour elle offre autant de résistance, que les parties molles environnantes. Plus tard elle devient même d'un tissu plus solide et constitue la cicatrice proprement dite. Une fois formée, celle-ci conserve ses caractères propres, et la partie ne peut plus reprendre sa structure primitive.

Tels sont les phénomènes qui se présentent lorsque la plaie est simple et qu'elle est dans les meilleures conditions pour la guérison. On dit alors qu'elle guérit par *première intention*. Mais il faut pour cela qu'il existe un certain nombre de circonstances propres à favoriser ce travail : ainsi, la possibilité d'affronter exactement les bords de la plaie, de mettre en rapport des parties similaires, de manière à ce que les muscles soient en rapport avec les muscles, — la peau avec la peau, etc. ; que les lèvres de la solution de continuité ne soient point désorganisées, qu'elles ne contiennent dans leur intervalle aucun corps étranger qui empêche le contact parfait des surfaces opposées ou qui détermine la formation de la suppuration. Quand ces circonstances n'existent pas réunies, la plaie subit un travail plus compliqué et plus long, et la réparation du désordre est moins complète. C'est la cicatrisation par *seconde intention*. Il est des circonstances qui entraînent nécessairement ce mode de guérison de la plaie. Ce sont principalement l'écartement de ses bords, une perte de substance considérable, la contusion très-forte des parties lésées ou leur complète désorganisation.

Avec ces notions, il est facile de comprendre que le mérite du praticien ne consiste pas à avoir à sa disposition une collection plus ou moins considérable d'onguents; la nature a le soin d'y pourvoir; le mérite est de savoir profiter des circonstances, d'aider le travail organique par un pansement intelligent, et surtout de ne pas

l'entraver comme cela arrive souvent, par certaines applications que l'empirisme et l'ignorance
ont vulgarisées, mais que la science repousse
avec raison.

Le traitement des plaies présente donc à résoudre ce problème : Quelle est la plus avantageuse de la réunion immédiate ou de la réunion
après suppuration ? Si nous examinons ce qui se
passe dans ces deux modes de cicatrisation, nous
verrons que dans le premier, quand on peut faire
une exacte application des bords de la plaie,
celle-ci se trouve immédiatement réduite aux
plus petites dimensions possibles ; les parties bles-
sées sont soustraites à l'influence irritante de
l'air et des pièces d'appareil : l'inflammation con-
sécutive est peu intense, la durée de la maladie
peu longue, et la cicatrice de peu d'étendue et
exempte de difformité. Au contraire, dans la
réunion des plaies par *seconde intention*, leur sur-

face est à nu dans une grande étendue, elles deviennent le siége d'une inflammation, et par conséquent elles donnent lieu à des douleurs ; la guérison se fait longtemps attendre, et le malade reste, par conséquent, soumis pendant tout ce temps au danger d'accidents graves et nombreux ; la cicatrice est faible et souvent difforme. On voit donc que le premier mode de réunion est bien préférable au second. Cette méthode est une des conséquences de la chirurgie moderne appliquée aux grandes plaies. Autrefois, tous les efforts des chirurgiens tendaient à faire suppurer les plaies, et pour remplir ce but, ils avaient des myriades d'onguents, d'emplâtres, de baumes, etc. Nous savons maintenant que la suppuration n'a pas d'avantages, et que d'ailleurs ces remèdes ne l'augmentaient qu'en exaltant le mouvement inflammatoire que nous cherchons au contraire à modérer.

Traitement des plaies. — D'une façon générale, une bonne position de la partie
blessée est d'une grande utilité ; sans elle tous
les autres moyens peuvent être inutiles. Elle doit
être telle que les surfaces opposées de la solution
puissent être mises en contact, et que la partie
ne soit pas dans une attitude déclive, de manière
à ce qu'elle devienne le siége d'un engorgement de sang veineux. Si la plaie est assez profonde, il faut la laver d'abord avec de l'eau tiède,
à l'aide d'un linge ou d'une éponge, bien s'assurer qu'il n'y reste aucun corps étranger, la
laisser saigner convenablement, puis, faire des
lotions avec de l'eau tiède, dans laquelle on
mettra 20 gouttes d'extrait de saturne pour un
verre d'eau. Cela fait, on rapproche les deux
lèvres de la plaie, et on les tient réunies avec
des bandelettes de sparadrap légèrement chauf-

fées ; il faut laisser un peu d'intervalle entre chaque bandelette, car il est important de ne pas couvrir complètement la plaie. Puis, recouvrir ce premier pansement d'un plumasseau de charpie enduite de cérat, et, s'il y a tendance à la suppuration, arroser le tout de temps en temps avec le mélange suivant :

> Eau froide, une verrée ;
> Eau de mélisse, une cuillerée :
> Extrait de saturne, 50 gouttes.

Enfin, s'il survient de l'inflammation et de la douleur, remplacer la charpie par des cataplasmes arrosés de laudanum.

Si la plaie se trouve à la tête, il faudra d'abord couper ou mieux raser les cheveux de façon à pouvoir fixer les bandelettes.

Telle est la marche à suivre pour le plus grand nombre des plaies ; c'est-à-dire les plaies par incision, par armes à feu, par déchirure ou par morsure. Les plaies par piqûre, par contusion, avec ou par intoxication, présentent des caractères particuliers ; aussi, pour faciliter l'intelligence du lecteur, je vais en faire des articles spéciaux.

Plaies par piqûre. — Celles qui sont faites par des instruments piquants ont ceci de particulier qu'elles s'accompagnent d'une hémorrhagie peu considérable ; mais la douleur est très-vive, surtout quand le corps vulnérant n'est point acéré ou présente une surface inégale, comme les épines, les échardes : ces corps agissent surtout en déchirant. Lorsque la plaie est profonde et très-étroite, et qu'un vaisseau considérable a été blessé, le sang s'épanche au dedans et peut causer de grands ravages avant qu'on s'aperçoive du mal. Les plaies par piqûre s'accompagnent aussi fréquemment d'accidents nerveux, dus à la déchirure incomplète des nerfs. Aussi doit-on se méfier de ce genre de plaies et ne pas trop se hâter de les regarder comme légères. Un de leurs accidents les plus ordinaires est la présence dans la plaie d'une partie de l'instrument vulnérant qui s'y est brisé. L'étroitesse de l'ouverture empêche le plus souvent de le reconnaître. Sa présence détermine une vive inflammation et des formations d'abcès quelquefois très-rebelles. Tout le monde sait combien sont fréquents et douloureux les panaris qui succèdent à une piqûre des doigts. Il est inutile d'insister ici sur les dangers qui accompagnent parfois cette maladie.

TRAITEMENT.

La plaie est-elle simple ? — S'opposer au développement de l'inflammation, absterger la surface de la plaie, extraire le corps étranger... Lotion tiède d'eau de mauve. Si l'écoulement du sang par la plaie est très-abondant, lotions d'eau froide, compression légère. Cataplasmes de farine de lin, arrosés d'eau saturnée ou de laudanum, s'il y a de la douleur. Pansement avec le cérat laudanisé en couche épaisse sur un gâteau de charpie.

Est-elle compliquée ? 1° *D'inflammation.* — Ventouses scarifiées au voisinage de la plaie, bains émollients, cataplasmes ; diète et repos. 2° *D'étranglement.* — Débridement, taillades, scarifications profondes ; laisser couler le sang ; pression douce ; pansements avec la pommade de belladone camphrée, etc.

Les piqûres de cousins, abeilles, bourdons, guêpes, frelons, taons,

etc., sont d'un traitement facile. Ainsi, lorsqu'on a été piqué par un de ces insectes, il faut examiner la plaie, pour voir si l'aiguillon n'y est pas resté. Dans ce cas, on se gardera bien de l'arracher avec les doigts, parce que la pression ferait rentrer dans les chairs le restant du venin ; mais on se servira d'un corps pointu, comme une aiguille ou une épingle. Une fois que la plaie est débarrassée de l'aiguillon, il suffit de toucher la place avec une gouttelette d'ammoniaque, ou mieux, si l'épiderme est sensible et le nombre des piqûres trop considérable, on étendra une couche du mélange suivant :

> Huile d'olives, une cuillerée à café.
> Ammoniaque, 20 gouttes ;
> Battez fortement.

Plaies par contusion. — Toutes les plaies contuses deviennent au bout de quelques jours le siége d'une inflammation très vive, capable même quelquefois de déterminer la gangrène, mais toujours assez intense pour se terminer par suppuration. Aussi, dans ce genre de plaies, la réunion immédiate est-elle impossible; l'emploi des moyens propres à la favoriser pourrait déterminer des accidents. De plus on ne doit pas perdre de vue que les parties contuses doivent se gangréner : que, par conséquent, un travail d'élimination aura lieu, et que, seulement alors, il y aura tendance à la formation d'une cicatrice. Ces faits sont d'une haute importance dans la pratique, aussi la présence d'un chirurgien est-elle indispensable pour guider le traitement de ce genre de plaie.

En attendant l'arrivée du médecin, il est bon de faire des lotions tièdes, de combattre l'inflammation par des applications émollientes.

L'application des sangsues est quelquefois nécessaire.

Repos, diète ; comme boisson, une cuillerée à café d'alcoolature d'arnica dans 1/2 litre d'eau sucrée.

Plaies avec ou par intoxication.

— PLAIES ENVENIMÉES. — Toutes ces plaies présentent la complication d'un véritable empoisonnement ; mais leur importance varie beaucoup suivant l'espèce d'animal qui a fait la blessure. Le plus souvent ces plaies n'offrent qu'une importance secondaire. Les moins graves sont celles produites par les abeilles, les guêpes et certains frelons (v. l'art. piqûre). Les plus dangereuses sont celles produites par la morsure des serpents, des animaux charbonneux et des animaux enragés. Mais la gravité des accidents qui en sont la suite m'oblige à consacrer un article spécial à chacune de ces trois maladies (voir les mots : *vipère, charbon, rage*).

RAGE

La rage est une maladie contagieuse détermi-
née, chez l'homme, par l'introduction dans l'économie du *virus rabique;* cette maladie, c'est-à-
dire ce virus, se produit spontanément chez le
chien, le loup, le renard, et peut-être le chat.
Une fois produit, il peut se transmettre à d'autres
espèces animales, à l'homme en particulier.

Je ne puis, dans cet ouvrage, faire l'histoire
complète de la rage; son étendue dépasserait le
cadre que je me suis tracé. Mais je veux donner
à mes lecteurs assez de renseignements circons-
tanciés, pour les mettre en garde contre les

théories baroques qui courent le monde, et les mettre à même de reconnaître la rage à ses différentes périodes, et surtout à ses premiers symptômes chez le chien.

L'idée de la rage chez le chien, dit M. Bouley, implique pour le monde en général, celle d'une maladie qui se caractérise nécessairement par des accès de fureur, des envies de mordre, etc., etc. Cette idée est d'autant plus profondément ancrée, qu'en dehors de son acception pathologique, le mot *rage*, en français, exprime la colère, la haine, la cruauté, les passions furieuses. C'est dans ce sens qu'il est toujours employé par les poètes :

« On lit dans ses regards la fureur et la rage »

a dit Racine, et combien d'autres fois cette expression revient sous sa plume et toujours avec la même signification !

C'est un préjugé bien redoutable, que celui qui admet que la rage est, nécessairement et toujours, une maladie caractérisée par la fureur. De tous ceux qui sont accrédités au sujet de cette maladie, c'est peut-être le plus fécond en conséquences désastreuses, car on demeure sans défiance en présence d'un chien malade qui ne cherche pas à mordre, et cependant sa maladie peut très-bien être la rage.

La prudence veut donc qu'on se méfie toujours du chien qui commence à ne plus présenter les caractères de la santé. La crainte du chien malade, n'est pas seulement le commencement de la sagesse, c'est la sagesse même.

Les premiers symptômes de la rage du chien, quoique obscurs encore, sont déjà significatifs pour qui sait les comprendre. Ils consistent dans une humeur sombre et une agitation inquiète, qui se traduisent par un changement continuel de position.

L'animal cherche à fuir ses maîtres ; il se retire dans son panier, dans sa niche, dans les recoins des appartements, sous les meubles, mais il ne montre aucune disposition à mordre. Si on l'appelle, il obéit encore, mais avec lenteur, et comme à regret. Crispé contre lui-même, il tient sa tête cachée profondément contre sa poitrine et ses jambes de devant.

Bientôt il devient inquiet, cherche une nouvelle place pour se reposer, et ne tarde pas à la quitter pour en chercher une autre. Puis il retourne à son lit, dans lequel il s'agite continuellement, ne pouvant trouver une position qui lui convienne. Du fond de son réduit, il jette autour de lui un regard dont l'expression est étrange. Son attitude est sombre et suspecte. Il va d'un membre de la famille à l'autre, fixe sur chacun des yeux résolus, et semble demander à tous, alternativement, un remède contre le mal qu'il ressent.

Une des particularités les plus curieuses et les plus importantes à connaître de la rage du chien, c'est la persévérance, chez cet animal, même dans les périodes les plus avancées de sa maladie, des sentiments d'affection envers les personnes auxquelles il est attaché. Ces sentiments demeurent si forts en lui, que le malheureux animal s'abstient souvent de diriger ses atteintes contre ceux qu'il aime, alors même qu'il est en pleine rage. De là les illusions fréquentes que les propriétaires des chiens enragés se font sur la nature de la maladie de ces animaux.

A la période initiale de la rage, et lorsque la maladie est complètement déclarée, dans les intermittences des accès, il y a chez le chien un espèce de délire, qu'on peut appeler le délire rabique ; ce délire se caractérise par des mouvements étranges, qui dénotent que l'animal malade voit des objets et entend des bruits qui n'existent que dans ce que l'on est bien en droit d'appeler son imagination. Tantôt en effet, l'animal se tient immobile, attentif, comme aux aguets, puis tout à coup il s'élance et mord dans l'air, comme fait, dans l'état de santé, le chien qui veut attraper une mouche au vol. D'autres fois, il se lance furieux et hurlant contre un mur, comme s'il avait entendu de l'autre côté des bruits menaçants.

Si, avant l'attaque de la maladie, le chien était d'un naturel affectueux, son attitude inquiète est éloquente ; il semble faire appel à la pitié de son maître. Dans ses hallucinations, rien ne témoigne de sa férocité.

Dans le chien naturellement sauvage, au con-

traire, et dans celui qui a été dressé pour la dé-
fense, l'expression de toute la contenance est
terrible. Quelquefois les conjonctives sont fortement injectées, d'autres fois elles ont à peine
changé de couleur, mais les yeux ont un éclat
inusité et qui éblouit : on dirait deux globes de
feu. Tels sont les symptômes que l'on observe chez
le chien, à la période initiale de la rage. On
conçoit qu'ils ne doivent pas se montrer toujours
les mêmes, chez tous les sujets, et qu'au contraire, ils se diversifient dans leur expression,
suivant le naturel des malades.

A une période plus avancée de la maladie,
l'agitation du chien augmente. Il va, vient, rôde
incessamment d'un coin à un autre. Continuellement il se lève et se couche, et change de position de toute manière.

Il dispose son lit avec ses pattes, le refoule
avec son museau pour l'amonceler en un tas sur

lequel il semble se complaire à reposer l'épigastre ;
puis, tout à coup, il se redresse, et rejette tout
loin de lui. S'il est enfermé dans une niche, il ne
reste pas un seul moment en repos ; sans cesse
il tourne dans le même cercle. S'il est en liberté,
on dirait qu'il est à la recherche d'un objet
perdu ; il fouille tous les coins et les recoins de
la chambre avec une ardeur étrange qui ne se
fixe nulle part.

Et, chose remarquable, et en même temps
bien redoutable, il est beaucoup de chiens chez
lesquels leur attachement pour leur maître semble avoir augmenté, et ils le leur témoignent en
leur léchant les mains et le visage ! On ne saurait
trop appeler l'attention sur cette singularité des
premières périodes de la rage canine, parce que
c'est elle surtout qui entretient l'illusion dans
l'esprit des propriétaires de chiens. Ils ont peine
à croire, en effet, que cet animal actuellement

encore si doux, si docile, si soumis, si humble à leurs pieds, renferme en lui le germe de la plus terrible maladie qui soit au monde.

On ne saurait donc trop répéter au public : Méfiez-vous d'abord du chien qui commence à devenir malade, et s'il présente les symptômes que je viens d'indiquer, surtout s'il devient trop affectueux, tenez-le à l'attache et observez-le !

Parlons maintenant de l'*hydrophobie*. — Le préjugé de l'hydrophobie est l'un des plus dangereux qui règnent à l'égard de la rage canine ; et l'on peut dire que le mot *hydrophobie*, qui s'est peu à peu substitué, même dans le langage usuel, à celui de *rage*, est une des plus détestables inventions du néologisme, parce que cette invention a été fertile pour l'espèce humaine en une multitude de désastres.

En effet, ce mot implique une idée, aujourd'hui trop universellement répandue dans l'opinion du public.

De par le nom grec imposé à la rage, un chien enragé doit *avoir horreur de l'eau.* Donc, s'il boit, il n'est pas enragé. Et, partant de ce raisonnement on ne peut plus logique, un très-grand nombre de personnes s'endorment dans une sécurité trompeuse, à côté de chiens enragés qui vivent avec elles et couchent même dans leur lit.

Et cela, parce qu'il a passé par la cervelle de quelque amateur de mots à grand effet, de faire du mot *hydrophobie* le synonyme de celui de *rage.*

Jamais erreur ne fut plus grande et plus funeste, attendu : que l'hydrophobie est un symptôme qui ne se produit que rarement dans la rage canine, et qu'il se produit dans plusieurs affections nerveuses qui ne sont pas la rage.

Règle générale, le chien enragé n'est pas hydrophobe ; il n'a pas *horreur de l'eau*. Quand on lui offre à boire, il ne recule pas épouvanté, loin de là : il s'aproche du vase ; il lappe le liquide avec sa langue ; il le déglutit souvent, surtout dans les premières périodes de sa maladie, et lorsque la constriction de sa gorge rend la déglutition difficile, il n'en essaie pas moins de boire, et ses lappements sont d'autant plus répétés et prolongés qu'ils demeurent plus inefficaces. Souvent même, en désespoir de cause, on le voit plonger le museau tout entier dans le vase et mordre, pour ainsi dire, l'eau qu'il ne peut parvenir à pomper suivant le mode physiologique habituel.

Le chien enragé ne refuse pas toujours sa nourriture à la première période de sa maladie, mais il s'en dégoûte promptement.

14

Chose remarquable alors, et tout à fait caractéristique ! Soit qu'il y ait chez lui une véritable dépravation de l'appétit, ou plutôt, que le symptôme que je viens signaler soit l'expression d'un besoin fatal et impérieux de mordre, auquel l'animal obéit, on le voit saisir avec ses dents, déchirer, broyer et déglutir enfin une foule de corps étrangers à l'alimentation.

La litière sur laquelle il repose dans le chenil ; la laine des coussins dans les appartements ; les couvertures des lits, quand, chose si commune, il couche avec ses maîtres ; les tapis, le bas des rideaux, les pantoufles, le bois, le gazon, la terre, les pierres, le verre, la fiente des chevaux, la sienne même, tout y passe. Et, à l'autopsie d'un chien mort de la rage, on rencontre souvent, dans l'estomac, un assemblage d'une foule de choses disparates par leur nature, sur lesquelles s'est exercée l'action de ses dents.

Rien de plus important pour le public que la connaissance de ces faits, car ils sont un prélude. L'animal assouvit déjà sa fureur rabique sur des corps inanimés, mais le moment est bien proche où l'homme lui-même, si affectionné qu'il soit, pourra bien n'être pas épargné.

Certes, voilà bien des symptômes faits pour éveiller l'attention des plus indifférents, et, l'observateur intelligent, quelque étranger qu'il soit aux sciences médicales, aura de fortes présomptions pour la rage et prendra des mesures en conséquence.

Enfin, supposons le chien reconnu suspect, mis à la *chaîne* et séquestré, et suivons les symptômes de la seconde période qui vont devenir plus saisissables, plus caractéristiques.

— Le chien enragé, une fois séquestré, surtout s'il est isolé de ses maîtres, ne tarde pas à aboyer avec fureur ; cet aboiement a un son et

un caractère tout particuliers, et tellement
étranges, que l'homme qui a entendu une fois
dans sa vie hurler le chien qui rage, en demeure
impressionné au point de pouvoir affirmer, à coup
sûr, l'existence d'un chien enragé là où l'aboiement rabique a retenti.

— La bave ne constitue pas, par son abondance exagérée, un signe caractéristique de la
rage du chien, comme on le croit généralement.
Il est des chiens enragés dont la gueule est
remplie d'une bave écumeuse. Chez d'autres, au
contraire, cette cavité est complètement sèche, et
la muqueuse reflète une teinte violacée. Dans
d'autres cas, enfin, il n'y a rien de particulier à
noter à l'égard de l'humidité ou de la sécheresse
de la cavité buccale. Mais l'état de sécheresse
de la bouche et de l'arrière-bouche donne lieu
à la manifestation d'un symptôme qu'il est très-
important de connaître et que voici :

Le chien enragé dont la gueule est sèche fait avec ses pattes de devant, de chaque côté de ses joues, les gestes qui sont naturels au chien, dans l'arrière-gorge duquel un os incomplètement broyé s'est arrêté. Rien de dangereux comme les illusions que fait naître dans l'esprit des propriétaires des chiens la manifestation de ce symptôme; pour eux, *presque toujours*, il est l'indice certain de l'existence d'un os dans l'arrière-gorge, et, désireux de secourir leur chien, ils procèdent à des explorations et ont recours à des manœuvres qui peuvent avoir les conséquences les plus funestes.

Un vétérinaire de Lons-le-Saunier, M. Nicolin, est mort en novembre 1846, victime de la rage qu'il avait contractée en examinant la cavité buccale d'une petite chienne qui, au dire de son maître, devait avoir quelque chose dans la gorge qui l'empêchait de manger. Ce malheureux pra-

ticien, trop confiant dans ce qu'on lui disait,
n'avait pas assez examiné la chienne, en appa-
rence inoffensive, et mourut victime de son imprudence.

— Une particularité très-curieuse de l'état
rabique, et qui peut avoir une très-grande importance au point de vue diagnostique, c'est que
l'animal est *muet* sous la douleur. Quelles que
soient les souffrances qu'on lui fait endurer, il ne
fait entendre ni le sifflement nasal, première
expression de la plainte du chien, ni le cri
aigu par lequel il traduit les douleurs les plus
vives.

Frappé, piqué, blessé, brûlé même, le chien
enragé reste muet. Non pas qu'il soit insensible ;
non, il cherche à éviter les coups ; quand on a
allumé sous lui la litière de sa niche, il s'échappe
du foyer, il se tapit dans un coin pour se soustraire aux atteintes de la flamme. Lorsqu'on lui

présente une barre de fer rouge, et que, emporté par la rage, il se jette sur elle furieux et la mord, il recule immédiatement après l'avoir saisie ; le fer rouge appliqué sur ses pattes le fait fuir de même. Il est évident que dans ces diverses circonstances l'animal souffre ; l'expression de sa figure le dit : mais malgré tout il ne fait entendre ni cri ni gémissement.

— Enfin, la *pierre de touche* de l'état rabique est un phénomène bien curieux, et qui heureusement est à la portée de tout le monde. C'est l'impression qu'exerce sur un chien affecté de la rage, la vue d'un animal de son espèce ! Cette impression est tellement puissante, elle est si efficace à donner lieu immédiatement à la manifestation d'un accès, qu'il est vrai de dire que le chien est le réactif sûr, à l'aide duquel on peut déceler la rage encore latente dans l'animal qui la couve.

Et, chose étrange, tous les animaux enragés, à quelque espèce qu'ils appartiennent, subissent la même impression en présence du chien. Tous, en le voyant, s'excitent, s'exaspèrent, entrent en fureur, s'élancent sur lui et l'attaquent avec leurs armes naturelles : le cheval avec ses pieds et ses dents, le taureau avec ses cornes, de même le bélier. Il n'y a pas jusqu'au mouton qui ne dépouille, sous l'empire de la rage, sa pusillanimité native, et qui, loin de ressentir de l'effroi à la vue du chien, ne lui en inspire, au contraire, et, fondant sur lui tête baissée, ne l'oblige à fuir devant ses attaques.

— Autre particularité dont la connaissance importe beaucoup au public et pourrait prévenir bien des malheurs.

Il arrive très-souvent que le chien qui ressent les premières atteintes de la rage, s'échappe de la maison et disparaît. On dirait qu'il a comme la conscience du mal qu'il peut faire, et que, pour éviter d'être nuisible, il fuit ceux auxquels il est attaché. Quoi qu'il en soit de cette interprétation, toujours est-il que, très-souvent, il abandonne ses maîtres, et qu'on ne le revoit plus, soit qu'il aille mourir dans quelque endroit retiré, soit, ce qui est le plus ordinaire dans les localités populeuses, que, reconnu pour ce qu'il est, aux sévices qu'il commet sur les hommes et sur les bêtes, il trouve la mort en route.

Mais, dans quelques cas trop nombreux encore, le malheureux animal, après avoir erré un jour ou deux et échappé aux poursuites, revient obéissant à une attraction fatale vers la maison de ses maîtres. C'est dans ces circonstances surtout que les malheurs arrivent. Et, en effet, au retour du *pauvre égaré*, on s'empresse vers lui ; le premier mouvement est de le secourir, car la plupart du temps, il est misérable à l'excès, réduit à rien, couvert de sang. Mais malheur à qui l'approche ! A la période où il en est de sa maladie, la propension à mordre est devenue chez lui impérieuse ; elle domine les sentiments affectueux, si vivaces qu'ils soient encore, et trop souvent elle le porte à répondre par des morsures aux caresses qu'on lui fait, aux soins qu'on veut lui donner.

Tels sont, successivement énumérés, les symptômes, les signes, les particularités qui signalent l'état rabique chez le chien. On peut voir, d'après cet exposé, que la rage canine n'est pas une maladie caractérisée par un état de fureur continuelle, telle qu'on la conçoit généralement dans le vulgaire, qui ne croit à son existence et ne la juge que par les manifestations de sa dernière période.

— Quand la maladie est arrivée à la période que l'on peut appeler véritablement *rabique*, c'est-à-dire celle qui se caractérise par des accès de fureur, la physionomie du chien est terrible. Son œil brille d'une lueur sombre et qui inspire l'effroi, même lorsqu'on observe l'animal à travers la grille de la cage où on le tient enfermé. Là, il s'agite sans cesse ; à la moindre excitation, il s'élance vers vous, poussant son hurlement caractéristique. Furieux, il mord les barreaux de sa niche et y fait éclater ses dents. A cet état d'excitation succède bientôt une profonde lassitude : l'animal épuisé, se retire au fond de sa niche, et là, demeure quelque temps insensible à tout ce qu'on peut faire pour l'irriter. Puis, tout à coup, il se réveille, bondit en avant et entre dans un nouvel accès.

Lorsqu'un chien enragé est libre, il s'élance devant lui, d'abord avec une complète liberté d'allures, et s'attaque à tous les êtres vivants qu'il rencontre, mais de préférence aux chiens plutôt qu'à tous les autres. En sorte que c'est une heureuse chance pour l'homme qui peut être exposé à ses atteintes, qu'il se rencontre à propos un chien dans son voisinage sur lequel l'enragé puisse assouvir sa fureur.

Le chien enragé ne conserve pas longtemps une marche libre. Epuisé par les fatigues de ses courses, par les accès de fureur auxquels il a trouvé en route l'occasion de se livrer, par la faim, par la soif, et sans doute aussi par l'action propre de sa maladie, il ne tarde pas à faiblir sur ses membres. Alors il ralentit son allure et marche en vacillant. Sa queue pendante, sa tête inclinée, sa gueule béante, d'où s'échappe une langue bleuâtre et souillée de poussière, lui donnent une physionomie très-caractéristique.

Dans cet état, il est moins redoutable qu'au moment de ses premières fureurs. S'il attaque encore, c'est lorsqu'il trouve sur la ligne qu'il parcourt l'occasion de satisfaire sa ragē. Mais il n'est plus excitable au point de changer de direction et d'aller à la rencontre d'un animal ou d'un homme qui ne se trouvent pas immédiatement à la portée de sa dent.

Bientôt son épuisement est tel qu'il est forcé de s'arrêter. Alors il s'accroupit dans les fossés des routes et y reste somnolent pendant de longues heures. Malheur à l'imprudent qui ne respecte pas son sommeil : l'animal réveillé de sa torpeur retrouve souvent assez de force pour lui faire une morsure. Puis il se recouche dans un autre fossé pour attendre la mort, qui est toujours le résultat de la paralysie.

— Voilà, d'une façon sommaire, ce qu'il importe le plus de savoir sur la rage canine, car il en est de cette terrible maladie comme du choléra : le plus important est de savoir s'en préserver.

Est-ce à dire que l'homme mordu par un chien enragé soit forcément perdu ?... Heureusement non ! Les statistiques établissent qu'en France : sur 100 personnes mordues par des chiens enragés, et non soignées, 34 seulement ont été atteintes de la rage. Et enfin, disons-le vite ; on cite aujourd'hui quelques cas de guérison.

— Les loups atteints de rage sont furieux ; ils paraissent attaquer l'homme préférablement à la tête, et le mordent cruellement.

Il n'y a pas d'exemple avéré de rage communiquée d'homme à homme.

La contagion se propage par l'intermédiaire de la salive de l'animal enragé, introduite dans la circulation par une blessure. Les morsures faites aux mains et au visage sont donc plus dangereuses que sur toute autre partie du corps, ou les vêtements peuvent essuyer la bave.

Quand une personne a été mordue par un

animal suspect, on doit pratiquer *de suite* la cautérisation, mais on doit aussi attacher l'animal
pour s'assurer s'il était enragé ; s'il ne présente
pas les symptômes indiqués précédemment, il
n'était point affecté de la rage.

TRAITEMENT.

Aussitôt après avoir été mordu, on lave la
plaie avec de l'eau salée, on la presse dans tous
les sens pour la faire saigner ; on y applique une
ventouse au besoin ; si elle est sinueuse, on l'a-
grandit avec un bistouri, et on cautérise profondément avec l'acide phénique ou le fer rouge ;
sept ou huit heures après la cautérisation, on
recouvre l'eschare d'un large vésicatoire, et l'on
entretient la suppuration.

Si la morsure est ancienne, on ouvre la cica-trice ; on la cautérise et on la fait suppurer. On ne sait pas au juste quel est le temps passé lequel il n'y a pas lieu de compter sur les effets préservatifs de la cautérisation, et l'on doit tou-jours y recourir quel que soit le nombre de jours écoulés depuis l'époque de l'accident.

Si la saignée est abondante et la cautérisation bien faite, on peut se regarder comme à l'abri de tout accident ultérieur. Mais il faut que toutes les morsures subissent le même traitement, sans quoi la plus petite écorchure pourrait devenir une voie d'inoculation.

Après la cautérisation vient le traitement gé-néral, qui consiste à faire fonctionner abondam-ment la peau et le tube digestif.

A l'intérieur, on administre le plus promopte-ment possible, par cuillerée, toutes les demi-heures, une potion ainsi préparée :

Eau sucrée, un verre ;

Acétate d'ammoniaque, une cuillerée à bouche.

A défaut d'acétate d'ammoniaque on peut mettre 20 gouttes d'alcali volatil.

Le bain de vapeur est un excellent moyen pour éliminer le *virus rabique*. On peut prescrire deux bains de vapeur, de 30 à 40 minutes de durée, pendant les trois ou quatre premiers jours, et continuer un bain par jour pendant une semaine. Dans la journée, des courses forcées pendant deux ou trois heures ; une purgation tous les matins, une bonne alimentation et une cuillerée d'élixir fébrifuge et sudorifique d'Huxam, avant chaque repas.

RHUMATISME.

Le rhumatisme est une des affections les plus fréquentes et malheureusement aussi les plus tenaces, dans les climats humides et froids. Dans un grand nombre de rhumatismes, le traitement est long, incertain et pénible. On peut en prévenir l'invasion par l'usage des préservatifs indiqués par l'hygiène : exercice fréquent et modéré, sobriété dans l'usage des plaisirs, costumes suffisamment chauds, en tissus de laine ; si les transpirations sont fréquentes et copieuses, préservation des transitions brusques de température et des refroidissements, même locaux.

Cette maladie a été désignée par une foule de noms différents, tels qu'*Arthrite*, fièvre *rhumatismale, douleurs rhumatiques, arthrodynie, rhumatalgie, courbature, fraicheurs*, etc. Suivant les parties qu'elle occupe, on lui donne aussi différents noms. Au cou, on l'appelle *torticolis; pleurodynie,* quand elle attaque les muscles de la poitrine; *lumbago,* si elle siége aux reins; et enfin *sciatique,* lorsqu'elle affecte l'articulation de la hanche.

On comprend facilement que pour établir le diagnostic d'une maladie qui se présente sous tant de formes différentes, les connaissances de l'homme de l'art soient tout à fait indispensables. Mais, dans un grand nombre de rhumatismes légers, les infusions de feuilles de frêne avec quelques gouttes d'alcoolature d'aconit, un bain de vapeur, une ou plusieurs frictions avec le baume royal de Saxe suffisent pour obtenir la guérison.

Rhume. V. *Bronchite.*

Rhume de cerveau. V. *Coryza.*

ROUGEOLE.

La rougeole est une maladie épidémique qui attaque de préférence les jeunes enfants de deux à huit ans ; elle est sans gravité, n'attaque ordinairement qu'une fois dans la vie, et ne devient une maladie sérieuse que lorsque ses premiers symptômes sont méconnus et que, par conséquent, les petits malades ne changent rien à leur genre de vie. Cependant les signes précurseurs sont frappants, et tout le monde peut les remarquer : rhume de poitrine et de cerveau, toux grasse, yeux larmoyants, douleur de tête, agitation et chaleur générales. Si l'on remarque

ces malaises divers, et surtout en temps épidémique, il faut aussitôt tenir le petit malade au
lit, ou du moins dans une chambre suffisamment
chauffée, quoique bien aérée ; lui refuser les
aliments ordinaires et lui donner quelques infusions chaudes de tilleul, bourrache et feuilles
d'oranger. Si l'on a affaire à une rougeole, on
voit paraître du troisième au cinquième jour de
la fièvre, de petites taches rouges, un peu
proéminentes, semblables à des morsures de
puces, séparées les unes des autres par des intervalles anguleux où la peau conserve sa teinte
naturelle. Cette éruption se montre d'abord à la
face, puis au cou, au thorax, aux membres supé-
rieurs, à l'abdomen et aux membres inférieurs,
de manière à devenir générale en vingt-quatre
ou trente-six heures. Du troisième au cinquième
jour de l'éruption, les taches pâlissent et dispa-

raissent dans l'ordre de leur éruption, et sont suivies de la desquamation de l'épiderme.

Le *traitement* de ce genre de maladies est des plus simples; il consiste à observer la nature qui, le plus souvent se suffit à elle-même ; écarter tous les genres d'imprudences, et notamment la manie *agissante* des commères ; calmer par la diète, le repos, des boissons douces, une température modérée, les accidents fébriles et notamment la toux, le dévoiement, la chaleur générale du corps ; avoir soin que, dans la période de convalescence, l'enfant ne s'expose pas trop tôt aux variations atmosphériques... Voilà à quoi se borne le plus ordinairement le ministère du médecin.

La Scarlatine, ou fièvre rouge, est de la même famille que la rougeole ; mais c'est une maladie plus grave et qui demande les soins les plus minutieux pendant et après.

Les symptômes principaux de la scarlatine sont : Un mal de gorge très-violent ; les taches à la peau s'étendent plus que dans la rougeole et finissent par se joindre ; il n'y a pas de rhume de cerveau bien prononcé, ni de rougeur aux yeux et de larmoiement.

Le *traitement* de la scarlatine est le même que celui de la rougeole, mais il faut plus que pour celle-ci attirer aux pieds et dégager la tête. La disposition constante dans cette maladie est la congestion cérébrale. Il faut donc, dès les premiers soupçons de la scarlatine, appliquer aux pieds et aux jambes de grands cataplasmes saupoudrés de farine de moutarde et les remplacer par du coton et du taffetas ciré.

La rougeole et la scarlatine sont quelquefois accompagnées ou suivies d'une inflammation catarrhale de la muqueuse bronchique, qui n'est pas sans danger. Aussi, dans leur traitement, doit-on prévenir ou combattre particulièrement cette complication qui entrave souvent la convalescence. En cas d'insuccès, Voir l'article *Bronchite aiguë*.

Sciatique. V. *Rhumatisme*.

Strangulation. V. *Asphyxie*.

VARIOLE

PETITE VÉROLE.

La petite vérole est une maladie virulente, contagieuse et souvent épidémique. Son invasion est annoncée par du malaise, des frissons, un sentiment de fatigue et de courbature générale, des maux de reins, du mal de tête, des envies de vomir, souvent même des vomissements. Une fièvre ordinairement très-vive survient et s'accompagne d'accidents qui varient suivant l'âge, le tempérament, les circonstances individuelles, etc.

Ainsi, chez les jeunes enfants, il y a de l'assoupissement, quelquefois des convulsions ; chez les individus plus âgés, il y a plutôt du délire et de l'insomnie.

Du troisième au quatrième jour de la fièvre, assez souvent plus tôt, presque jamais plus tard, commencent à paraître au visage de petites taches rouges qui deviennent de plus en plus saillantes les jours suivants, et sont surmontées d'une vésicule séreuse bien développée , le troisième jour de l'éruption ; le sixième jour, les vésicules se troublent légèrement et sont entourées d'un cercle rouge très-prononcé ; leur centre se déprime légèrement, et offre un point central enfoncé qu'on a comparé à l'ombilic ou nombril ; le neuvième jour, les boutons sont devenus de véritables pustules, c'est-à-dire que la matière des boutons est devenue jaunâtre et purulente ; alors le visage se gonfle, se boursouffle, se tend ;

la fièvre, qui avait cessé, revient avec une nouvelle force ; mais, vers le douzième jour, la dé-
tente commence à s'effectuer, la dessiccation
s'opère, et, au quinzième jour, toutes les pustules
sont converties en croûtes jaunâtres, brunâtres,
verdâtres, qui commencent elles-mêmes à se dé-
tacher vers le dix-huitième jour, laissant à leur
place des maculatures rougeâtres plus ou moins
foncées.

TRAITEMENT.

A la première période ou période d'invasion :
repos au lit, diète ; tenir le ventre libre à l'aide
de petits lavements ; infusions légères de mauve,
tilleul, coquelicot, violettes, bourrache, etc. Si
la peau est sèche et brûlante, quelques gouttes
d'acétate d'ammoniaque dans l'infusion, pour
amener de la moiteur. Cataplasmes saupoudrés

de farine de moutarde aux pieds, coton et taffetas ciré après. A la deuxième période ou période de suppuration, — soins de propreté ; laver les yeux avec des décoctions émollientes ; onctions sur les pustules avec l'huile d'amandes douces. Quelquefois soutenir les forces à l'aide d'un peu de sirop de quina.

La petite vérole volante est la miniature de la petite vérole ; tout est moins grave et les boutons sont moins abondants ; le traitement est le même pour les deux maladies.

Végétations. V. *Excroissances*.

Verrues. V. *Excroissances*.

VERTIGE.

Etat dans lequel il semble que tous les objets tournent, et que l'on tourne soi-même. On a distingué deux espèces de vertiges : 1° Le simple, qui consiste dans un tournoiement apparent des objets, sans que la vue en soit obscurcie ; 2° le ténébreux, dans lequel la vue s'obscurcit, la tête semble entraînée dans un tourbillon ; murmures divers dans les oreilles, pesanteur de tête, lueurs et obscuration, tout disparaît autour de soi ; encore un progrès, les jambes fléchissent et l'homme tombe.

Le vertige est fréquemment l'indice de congestions cérébrales ; alors, par sa fréquence et son intensité, il peut faire craindre le développement de quelqu'une des nombreuses maladies nerveuses et mentales, dont le siége principal est dans le cerveau : l'apoplexie, l'épilepsie, l'hystérie, la folie, etc.

TRAITEMENT.

Pour le vertige au premier degré, ne durant guère au delà de quelques secondes ou d'une minute, on a peu de chose pour le guérir ; c'est dans l'hygiène surtout qu'il faut chercher les meilleurs remèdes : supprimer des habitudes, s'en créer de nouvelles. Quand au vertige au second degré, il constitue toujours un symptôme grave. Lorsqu'il est le résultat de congestions cérébrales, de pléthore sanguine générale, d'em-

barras d'estomac, des intestins, etc., les bains
de pieds sinapisés, l'exercice et l'usage fréquent
du sirop purgatif de Pagliano sont les moyens
les plus efficaces pour se garer d'un accident.
Si, au contraire, le vertige a pour cause l'épuisement et l'abus des plaisirs, il faut avoir recours
au repos, se tonifier par des amers toniques,
stimulants, tels que l'élixir de Huxam, (une
cuillerée à bouche avant chaque repas); enfin,
frictions sur la colonne vertébrale avec le liniment de Rosen.

VIPÈRES (MORSURE DE).

A l'instant où l'on est mordu par un serpent, il faut, sans perdre une minute, et avant même de savoir s'il s'agit d'une vipère, *sucer* la plaie avec vigueur et la presser en tous sens, pour la faire saigner le plus possible. Cela fait, tâcher de reconnaître s'il s'agit d'une *vipère* ou d'une *couleuvre*. Si c'est une couleuvre, il n'y a aucun danger, les dents vénéneuses manquant complètement, ainsi que les dents cannelées dans les serpents de la tribu des *couleuvres ;* alors il suffira, après avoir fait saigner la plaie, de la recouvrir de compresses d'eau pure ou d'eau salée.

Les vipères diffèrent des couleuvres par une organisation remarquable, qui leur est commune avec les serpents venimeux. En voici les principaux caractères :

Les vipères, ainsi que tous les serpents venimeux, portent de chaque côté de la mâchoire supérieure, une sorte de dent nommée *crochet;* à la base de ces dents, un peu au-dessous de l'œil, est placée une glande particulière, dont le canal excréteur traverse la dent creusée pour cet usage. Les mouvements des mâchoires, les passions de l'animal, font sortir de la glande l'humeur vénéneuse, qui traverse le canal pratiqué dans la longueur du crochet, et pénètre ainsi, par la pointe aiguë, jusqu'au fond de la blessure. Cette humeur, injectée avec force dans la plaie, est bientôt absorbée et portée dans le torrent de la

circulation ; l'économie en est plus ou moins infectée, suivant les circonstances, et son action
délétère se manifeste par différents symptômes
que j'indiquerai plus loin. Les crochets tombent
à chaque mue et reparaissent bientôt; voilà
pourquoi les serpents venimeux ne sont pas redoutables alors : par malheur, le temps que dure
l'absence des crochets est difficile à préciser.
Mobiles dans les gencives qui les enveloppent
seules, ces armes naturelles se redressent et pénètrent avec plus de facilité dans la plaie, quand
la proie saisie cherche à fuir ; par contre, elles
se couchent en arrière quand les mâchoires sont
rapprochées ou quand le reptile se jette sur un
ennemi. Les glandes venimeuses se fatiguent,
comme les autres organes, par un exercice longtemps continué et sans relâche ; comme eux,
elles ont besoin de réparer leurs pertes : aussi
les *jongleurs* mettent-ils à profit la fatigue qui

peut les accabler, pour se faire mordre sans danger par des serpents venimeux, dont ils ont préalablement épuisé le venin au moyen d'éponges offertes plusieurs fois de suite à leurs morsures. Les *charlatans*, les *faiseurs de tours*, les *industriels* en plein air, qui spéculent avec fruit sur la curiosité des oisifs, ont encore recours à d'autres ruses; ainsi, tantôt ils émoussent et même détruisent les crochets des serpents venimeux qu'ils montrent, tantôt ils se contentent d'en boucher la pointe avec un peu de cire; quelques-uns, plus craintifs en leur faveur, et plus hardis avec les curieux qui font cercle pour les entendre, choisissent, de préférence aux vipères, des couleuvres inoffensives, la *couleuvre lisse*, par exemple, la *couleuvre vipérine* surtout, et même la *couleuvre à collier*, basant leur spéculation avec certitude sur une propriété qui ne manque jamais, et sur une faiblesse généralement partagée, c'est-à-dire sur l'aveugle niaiserie des passants et sur la répugnance invincible que les animaux qui rampent inspirent toujours. Mais je m'aperçois que je suis sorti de la question principale, et je me hâte d'y revenir.

Beaucoup de personnes ont essayé, dans ces derniers temps, d'exprimer, d'une manière claire, les traits à l'aide desquels on pourrait distinguer les serpents venimeux de ceux qui ne le sont pas, mais elles n'y ont pas réussi. Cette sorte de signalement, pour nous, devient facile, nous bornant aux espèces européennes ; ainsi, ne rencontrant dans nos pays que la vipère commune et rarement la petite vipère, il suffira d'analyser les caractères suivants, pour pouvoir, sans aucunes connaissances zoologiques, se prononcer immédiatement.

La *vipère commune* et la *petite vipère*, habitent en général les coteaux boisés et secs ; la couleu-

vre recherche les endroits humides et va même
dans l'eau. La tête de la *vipère* est d'une forme
triangulaire et un peu plus large que le cou. La
tête de la couleuvre est moins séparée du tronc,
n'est pas aussi élargie, et elle n'est que peu ou
point triangulaire. Mais le caractère le plus saillant, est que : la tête de la vipère est recouverte
d'écailles semblables à celles du corps ; la tête de
la couleuvre, au contraire, est recouverte de
grandes plaques remarquables par la fixité de
leur nombre, autant que par celle de leur forme.
Enfin, le caractère fondamental sur lequel s'ap-
puie cette distinction, est l'existence de crochets
à venin, à la machoire supérieure des vipères,
crochets qui manquent complètement chez les
ophidiens du genre des couleuvres.

Il est démontré que la chair d'un animal empoisonné par une vipère, peut être impunément
avalée et digérée ; que l'on peut, sans accident,

présenter à l'action de l'estomac une chair im-
prégnée de venin ou le venin lui-même, quand
la dose n'en est pas trop forte ; de là la pratique
recommandée, de *sucer* la plaie au moment de la
morsure.

Les phénomènes morbides auxquels donne
naissance le venin des vipères, sont toujours
graves. Le blessé ressent d'abord un engour-
dissement obscur et bientôt une douleur vive et
brûlante dans la plaie. La piqûre produite par
un des crochets ou par les deux crochets ensemble, ne se découvre pas d'abord facilement. Mais
bientôt ce point se trahit par la rougeur et le
gonflement qui l'environne. Les tissus voisins se
gonflent, et prennent une teinte jaune et rouge
livide. Le malade éprouve des maux de cœur
suivis de vomissements bilieux, une douleur de
tête insupportable ; ses yeux se gonflent et rougissent ; des larmes abondantes s'en échappent.

De l'espace circonscrit d'abord autour de la plaie, le gonflement gagne de proche en proche et envahit la totalité du membre attaqué. Le mal a dès lors acquis sa plus grande intensité ; une fièvre adynamique violente s'empare du malade, que fatiguent encore des sueurs froides, comme visqueuses ; l'haleine devient fétide ; les muscles se relâchent ; les sphincters se paralysent et la mort terminerait souvent ces souffrances, si les ressources de la nature ou de l'art médical ne venaient pas arrêter l'empoisonnement et en combattre les progrès.

TRAITEMENT.

Il est assez rare que la morsure d'une seule vipère tue l'homme ; néanmoins, il est toujours bon de recourir aux conseils d'un praticien habile. En attendant son arrivée, on pratiquera la médication suivante, en ayant soin de se garer

des gens qui croient encore au sortilége,
à la vertu de la tête de l'animal appliquée sur la
plaie, ou à l'existence de végétaux propres à
arrêter tout effet délétère d'une morsure de serpent, etc., etc.

On peut considérer la succion de la blessure,
à l'instant même où on la sent, comme le moyen
le plus efficace de combattre les effets du venin
de la vipère. Cette succion peut être faite sans
danger avec les lèvres, si les lèvres ne présentent aucune plaie. Puis on établira une ligature
au-dessus de la piqûre ; jamais avec un lien trop
faible, mais toujours avec une bande. On placera
la partie atteinte sous un filet d'eau tiède et on
la pressera en tout sens pour faciliter l'écoulement du sang ; au besoin, on pratiquera avec
une lancette ou un canif de légères scarifications,
et on appliquera une ou deux ventouses, et enfin
l'on cautérisera la plaie avec de l'ammoniaque. Si

la partie blessée ne pouvait être plongée dans l'eau, il faudrait faire des fomentations d'eau tiède et couvrir le tout d'une toile cirée, afin de maintenir la chaleur. Pour l'usage interne, on mettra dans un demi-litre d'eau tiède, trente gouttes d'ammoniaque, et on l'administrera par demi-verrée toutes les demi-heures, en alternant avec des infusions de thé ou de bourrache. Si l'on parvient à arrêter l'enflure en amenant une transpiration abondante. alors il sera bon d'administrer quelques cuillerées de vin de quinquina, ou mieux, toutes les demi-heures, une cuillerée à café d'élixir d'Huxam. Il faut bien se garder d'administrer l'ammoniaque dans une infusion chaude, comme l'indiquent la plupart des auteurs, car le gaz ammoniaque étant volatilisé par la chaleur, le patient se trouve avaler l'infusion sans le médicament.

PRÉCIS

DE PHARMACOLOGIE

PRÉCIS

DE PHARMACOLOGIE

Acétate d'Ammoniaque ou **Esprit de Mindererus**. — Stimulant, sudorifique, diurétique et sédatif de l'appareil générateur. On s'en sert généralement contre la goutte, le rhumatisme chronique, certaines affections de la peau, la variole, la scarlatine, lorsque l'éruption ne se fait pas convenablement, ou qu'elle a été supprimée; mais où il rend, à chaque instant, de très-grands services, c'est dans ces refroidissements qui se prennent subitement, à la chasse, au sortir d'un lieu de réunion quelconque, et qui précédent d'un jour ou deux une bronchite plus ou moins intense.

On prend dans ces cas, une cuillerée à café d'acétate d'ammoniaque dans une tasse d'infusion de violettes ou de bourrache, et s'il y a beaucoup de sécheresse à la gorge, on peut y joindre de dix à vingt gouttes d'alcoolature d'Aconit.

Acétate de plomb liquide. — *Extrait de Saturne.* —On l'emploie très-fréquemment comme astringent, résolutif, répercussif, dans les inflammations érysipélateuses de causes externes, brûlures, engelures, contusions, entorses, fractures, et pour diminuer l'abondante suppuration de certaines plaies, etc. Il forme la base de *l'eau blanche* dont voici les proportions :

Eau de rivière, un litre.
Alcoolat vulnéraire, quatre cuillerées.
Extrait de Saturne, une cuillerée.

Acide Acétique concentré. — Cet acide a une saveur brûlante et caustique ; il est volatil et jouit d'une odeur piquante, très-pénétrante et pourtant agréable. En parfumant l'acide acétique on obtient le vinaigre ou sel Anglais.

On l'emploie pour cautériser les végétations ; son application n'occasionne aucune douleur.

Aconit. — Voir *Alcoolature.*

Acide Phénique. —L'acide phénique est un corps particulier qui fait partie du groupe si nombreux des dérivés du goudron de houille. Il a été découvert en 1834 par Runge, qui l'avait d'abord désigné sous le nom *d'acide carbolique.* L'acide phénique pur est blanc et cristallin ; il rougit lorsqu'il est exposé à l'air et à la lumière. Il a un peu l'odeur du gaz ; mais lorsqu'il est bien préparé son odeur est spéciale et presque agréable. S'il est mal préparé, il a, à peu près, l'odeur de la créosote. C'est l'un des acides végétaux les plus énergiques que l'on connaisse.

L'acide phénique jouit au plus haut degré de propriétés antipsoriques, antiputrides, désinfectantes, etc.; un morceau de viande trempée dans l'acide phénique peut se conserver plusieurs années. Il empêche le développement des êtres organisés, aussi l'emploie-t-on avec avantage pour désinfecter les plaies gangréneuses, les ulcères fétides; comme caustique, contre les piqûres et morsures venimeuses.

Pour le pansement des plaies de mauvaise nature, on fait un mélange de dix grammes d'acide phénique et cent grammes d'huile ordinaire; on étend ce mélange avec un pinceau.

L'eau phéniquée, préparée avec un gramme d'acide par litre d'eau, est une excellente boisson antimiasmatique, elle peut rendre de grands services en temps d'épidémie.

Alcoolature d'Aconit. — C'est un narcotique, antispasmodique, sudorifique, qui s'emploie dans les rhumatismes chroniques, la goutte, les névralgies, et surtout dans les refroidissements qui ont pour conséquence de supprimer la sécrétion des muqueuses, et d'amener la sécheresse de la gorge et des bronches.

La dose est de dix à quarante gouttes dans une infusion de fleurs de violettes ou de bourrache, à prendre le soir en se couchant.

Alcoolature d'Arnica. — L'alcoolature d'Arnica a été préconisée comme stimulant énergique du système nerveux et comme fébrifuge. A l'intérieur, on l'emploie à la dose d'une demi-cuillerée à café dans un verre d'eau pris par cuillerée à bouche dans la journée ; à l'extérieur, on en met deux cuillerées à bouche dans un verre d'eau et l'on imbibe de cette eau des compresses dont on couvre les parties foulées ou contusionnées.

Aloès. — Sucs extraits par simple incision, soit par expression, soit par ébullition des feuilles de plusieurs espèces d'aloès ; le plus estimé est l'aloès succotrin.

Tonique amer à petite dose, l'aloès est à haute dose un purgatif drastique violent, dont l'action se porte surtout sur le gros intestin ; aussi, l'administre-t-on aux tempéraments apoplectiques pour provoquer une dérivation et amener les hémorrhoïdes.

Dose, deux ou trois pilules le matin.

Alun. — SULFATE D'ALUMINE ET DE POTASSE. —

L'alun est un astringent énergique : on l'emploie à l'intérieur, mais à petite dose, dans les cas d'hémorrhagie passive et de diarrhées sérieuses. On s'en sert aussi à l'extérieur pour toucher les aphtes et les ulcérations scorbutiques de la bouche. Son action spéciale sur les membranes muqueuses enflammées le rend très-utile dans les phlegmasies chroniques avec ulcérations superficielles ou écoulements atoniques muqueux : ainsi, une demi-cuillerée à café dans une chopine d'une infusion émolliente quelconque, constitue un gargarisme astringent ; une cuillerée à bouche, dans un demi-litre d'eau, en *lotions*, produit d'excellents effets.

Ammoniaque liquide, Alcali volatil.— Administrée à l'intérieur, concentrée et à haute dose, l'ammoniaque est un poison irritant. Etendue d'eau, elle est stimulante, rubéfiante et sudorifique.

Elle est employée avec avantage pour faciliter les éruptions cutanées et rappeler celles subitement supprimées. On s'en sert utilement dans l'ivresse, les morsures d'animaux venimeux, la rage, le rhumatisme, etc. Elle a beaucoup de succès dans le météorisme, chez les herbivores comme chez l'homme.

Appliquée à l'extérieur, l'ammoniaque pure, produit rapidement un vésicatoire ; on emploie ce genre de révulsif dans les cas pressants : les tumeurs froides, les névralgies, le croup, l'angine, la myélite, le choléra, etc.

Quand on fait respirer aux malades, dans les cas de syncope, par exemple, un flacon d'ammoniaque, il faut avoir soin de passer rapidement sous le nez, sans l'y laisser trop séjourner, et de reboucher le flacon sur le champ. Son action irritante et même caustique, sur le nez, les voies aériennes, les yeux, pourrait nuire, sans cela, et à la personne qui l'administre, et surtout à celle que l'on veut secourir.

Arnica. — V. *Alcoolature.*

Baume odontalgique. — POUR CALMER LES DOULEURS DE DENTS. — Dans l'odontalgie, il peut se présenter deux cas : 1° les dents et la gencive sont douloureuses et il n'y a pas de carie ; dans ce cas, voir notre article fluxion ; 2° la dent est creuse et permet d'introduire un calmant dans son intérieur, c'est le cas du Baume odontalgique.

Il suffit alors d'imbiber une boulette de coton ou un morceau d'amadou avec le baume odontalgique, et de l'enfoncer dans la cavité de la dent malade à l'aide d'une épingle. Il est utile de faire pénétrer le baume autant que possible au fond de la cavité, afin que l'action se produise sur toute la pulpe dentaire ; bien qu'une première application suffise pres-

que toujours pour enlever entièrement la douleur, il
faudra, pour détruire le nerf dentaire, en faire trois
ou quatre applications successives.

**Baume saxon ou essence royale de
Saxe.**— Le baume Saxon est un révulsif puissant :
son action consiste à provoquer la rubéfaction sur
une partie plus ou moins éloignée d'un organe malade, dans le but d'attirer le flux morbide et de
favoriser la guérison. Antirhumatismal et antigout-
teux des plus recommandables.

Bain sinapisé. — V. *Moutarde.*

Bismuth. — V. *Sous-Nitrate.*

Bi-Carbonate de soude. — SEL DE VICHY. —
Ce sel existe dans plusieurs eaux minérales, et
notamment, en France, dans celles de Cusset, de
Vichy et de Vals.

Il est très-employé comme anti-acide, diurétique,
digestif, et pour dissoudre et combattre la gravelle
rouge, c'est-à-dire acide. On le prescrit journelle-
ment contre les aigreurs, pour combattre l'acidité
des premières voies ; enfin, il mérite la préférence
toutes les fois qu'il s'agit d'administrer à l'intérieur
les substances alcalines. On prépare l'eau de Vichy
artificielle en ajoutant à un litre d'eau, une cuillerée à café de bi-carbonate de soude.

Cataplasmes. — Le cataplasme est une sorte

de pâte molle, faite avec des farines huileuses ou mucilagineuses, délayées avec de l'eau bouillante. Les plus usités sont les cataplasmes émollients de fécule ou de farine de lin. On peut en faire d'assez bons avec du lait chaud et de la mie de pain. La pâte est déposée sur un linge et appliquée sur l'endroit malade.

Chloroforme. — La découverte du chloroforme date de 1831 ; elle fut faite à peu près en même temps par deux chimistes de grande valeur : Soubeiran d'une part et Liebig de l'autre.

C'est un agent anesthésique des plus puissants ; mais, comme tel, il ne saurait sortir du domaine de la chirurgie. On l'emploie avec le plus grand succès dans les douleurs névralgiques, en frictions ou en applications, mélangé à trois parties d'huile ou d'éther.

On se sert avantageusement du chloroforme pour anesthésier les abeilles qu'on veut changer de ruche, les fourmis, etc.

Chlorure de chaux sec. — Désinfectant et antiseptique des plus précieux en temps de choléra. Où il peut rendre de très-grands services, c'est dans les cas d'asphyxie par le gaz des fosses d'aisances, des puisards et des égouts. — *Voir ce mot*.

Eau Blanche. — V. *acétate de plomb*.

Eau de chaux seconde. — L'eau de chaux seconde jouit de propriétés astringentes et anti-acides. Elle convient, *à l'intérieur*, dans les diarrhées, certaines dyspepsies, et dans les affections de poitrine, coupée avec du lait ou des boissons mucilagineuses. On l'a proposée comme antidote de l'arsenic, dans les empoisonnements.

Mais le véritable rôle de l'eau de chaux, et qui la rend indispensable dans toutes les maisons ,c'est le merveilleux avantage qu'on peut en tirer dans les brûlures, battue avec de l'huile. — Voir l'article Brûlures.

Eau hémostatique de Pagliari. — On appelle hémostatiques les moyens que l'on met en usage pour arrêter les hémorrhagies. Il est évident qu'ils doivent varier suivant le volume, le nombre, la situation des vaisseaux qui fournissent le sang.

Tantôt ce sont des astringents, tels que l'eau de Pagliari, le perchlorure de fer, etc.; tantôt des cathérétiques : la compression, la ligature ou le tamponnement.

Dans le plus grand nombre de cas, des tampons de charpie, imbibés d'eau de Pagliari, suffisent; quand ce moyen ne suffit pas, on a recours au perchlorure de fer, beaucoup plus actif, mais qui a l'inconvénient d'amener un peu d'inflammation. — Voir ce mot.

Eau de laurier cerise. — Antispasmodique calmant, souvent employé dans les affections nerveuses et convulsives : l'asthme, la coqueluche, les catarrhes pulmonaires chroniques, les palpitations nerveuses, etc,

Elixir tonique , fébrifuge et anticholérique d'Huxam. — Les préparations de quinquina, considérées d'une manière générale, tiennent sans contredit le premier rang parmi les toniques, les antiseptiques, les antipériodiques et les fébrifuges. Cependant, toutes ne jouissent pas de la même énergie ; elles sont subordonnées à l'espèce de quinquina qui a servi à leur préparation. Les préparations au quina gris sont peu actives, celles au quina jaune sont préférables ; celles au quina rouge, l'élixir d'Huxam par, exemple, sont les plus actives et les plus recommandables.

L'élixir d'Huxam a été surnommé à bon droit *le véritable ami de l'estomac!* Et de fait, l'association du quina rouge et de la serpentaire constitue le tonique amer le plus propre à relever les forces de l'estomac et à calmer les mouvements fébriles.

C'est à ce titre qu'il est conseillé dans les faiblesses d'estomac, l'anémie, la chlorose, les convalescences longues et difficiles, les épuisements, suites d'évacuations trop abondantes ou de certains abus.

En temps de choléra, l'élixir d'Huxam est un des préservatifs les plus puissants. Son action tonique et antiseptique maintient la régularité des fonctions du tube digestif et prévient la diarrhée, par laquelle le choléra débute toujours.

La dose est d'une cuillerée à bouche avant chaque repas ; pour les enfants, une cuillerée à café.

Elixir amer de Stougthon. — L'élixir de Stougthon est un stomachique toni-laxatif des plus précieux ; il convient toutes les fois qu'il y a embarras ou inertie de l'estomac ou de l'intestin.

On l'emploie avec succès dans plusieurs formes de dyspepsie ; dans les obstructions du foie, de la rate, des glandes, du mésentère et du pancréas ; il dégorge le foie en favorisant la sortie de la bile, des glaires et des humeurs stagnantes dans l'appareil digestif. Enfin, il provoque sur le rectum une fluxion légère, utile chez les personnes sanguines et disposées aux congestions cérébrales.

La dose est d'une cuillerée à bouche de temps en temps, le matin, à jeun, pour les personnes qui veulent fortifier leurs organes. Pour celles affectées de pituite ou glaires, elle sera de deux cuillerées à bouche tous les matins. Une cuillerée à café suffit pour les enfants.

Elixir viscéral d'Hoffmann. — En 1734,

le professeur Hoffmann, publia à Hall (Saxe), la formule de son élixir viscéral, et l'on peut dire qu'à cette époque, l'usage de cet élixir devint universel. Aujourd'hui les médecins français l'ont à peu près oublié et bien à tort, car, c'est un des plus précieux stomachiques que possède la thérapeutique.

Cet élixir convient dans tous les cas d'inappétence, de paresse de l'estomac : chez les personnes nerveuses qui éprouvent, après les repas, des spasmes, des baillements, des gonflements, de la somnolence, des aigreurs, des coliques, etc. La tonicité qu'il exerce sur l'appareil digestif, rend la chilification plus riche, l'assimilation des aliments plus rapide et plus parfaite, la circulation et la calorification plus active ; enfin il imprime à tout l'organisme un sentiment permanent de force et de vitalité.

La dose est d'une cuillerée à bouche avant chaque repas.

Extrait de Saturne.— V. *Acétate de plomb*.

Fer réduit.— Les préparations ferrugineuses comptent au nombre des médicaments les plus utiles que possède la médecine. Sous toutes ses formes, le fer est un remède spécifique contre l'anémie, la chlorose et toutes les maladies qui dépendent d'une diminution dans les globules du sang. On en tire un excellent parti contre le rachitisme, la leucorrhée, les hémorrhagies passives ; elles donnent du ton à l'estomac et tendent à rétablir les forces digestives.

Le fer réduit est un des ferrugineux que l'estomac supporte le mieux. — La dose est d'une petite prise avant chaque repas.

Goudron de Pin. — LIQUEUR BALSAMIQUE, PRÉPARÉE PAR BESSON.—Le Goudron végétal est un produit résineux demi-liquide, obtenu par la combustion imcomplète des tronçons, racines et copeaux de différents arbres, tels que : le pin, le sapin, le melèze, le chêne, le hêtre, le peuplier, etc ; mais le plus estimé, *le seul qui devrait être employé en médecine,* est le goudron du *Pin maritime* qui nous vient de Norwége et surtout du département des Landes.

On comprend sans peine que le choix du bois, son état de sécheresse ou d'humidité, la saison de son abattage, le plus ou moins de soins apportés à la conduite de l'opération, sont autant de causes qui peuvent faire varier le goudron dans sa composition et par suite influer sur ses propriétés médicinales.

Il ne faut confondre le *Goudron* de *Pin maritime,* ni avec le *Goudron végétal* extrait de la distillation du bois dans les fabrique d'acide pyroligneux (les goudrons de cette provenance sont moins rési-

neux, moins riches en essences et en huiles fixes
que le précédent), ni avec le *Goudron minéral* que l'on
retire de la houille et des bitumes naturels. Tous
ces produits secondaires servent à falsifier et quelquefois à remplacer le véritable *Goudron* de *Pin
maritime*.

Il est peu de médicaments dont l'efficacité ait été
mieux constatée, dès les temps les plus reculés,
que celle des balsamiques en général, et des végétaux résineux en particulier. Sous le nom d'*Eclegme*
anti-phthisique, Hippocrate prescrivait un électuaire
composé de graines de Pin, de Galbanum et de
Miel. Plus tard, toutes les matières résineuses des
conifères furent essayées ; et le goudron paraît avoir
obtenu la préférence ; c'était la *Pitta* de Théophraste,
la *Pissa orya* de Dioscoride et la *Pix liquida* de
Pline.

Si l'on consulte les Pharmacopées des temps modernes, on y trouve différentes préparations vantées
contre la phthisie, telles que l'extrait de bourgeons
de sapin, la bière sapinette d'Hoffmann, l'émulsion de
pignons, les pilules de goudron de Cullen, etc. Ce
n'est que vers la fin du siècle dernier qu'un célèbre
philosophe irlandais, le docteur Berkeley, évêque
de Cloyne, nous apprit que « les peuples du Nou-
veau-Monde guérissaient toutes les affections rhu-
matismales, scorbutiques, catarrhales, érysipéla-

teuses, etc., avec une eau de goudron»; mais la formule qu'il nous donna pour la préparation de cette *eau* était imparfaite; aussi, après avoir joui d'une grande vogue pendant quelques années, tomba-t-elle dans l'oubli.

Il y a quelques années, un chimiste dont la France s'honore, M. F.-V. Raspail, remit en usage l'*eau de goudron;* mais son procédé d'obtention, qui consiste à faire macérer du goudron dans de l'eau, est aussi défectueux que celui de Berkeley et ne donne qu'un produit d'une médiocre valeur thérapeutique, c'est-à-dire une eau ne contenant que des traces imperceptibles de médicament.

Nous avons aujourd'hui résolu le problème en offrant sous le nom de *Liqueur balsamique de Goudron de pin,* un extrait contenant tous les principes solubles et médicamenteux du *goudron de pin maritime.*

En effet, il suffit pour obtenir instantanément une eau de goudron pour boisson, d'ajouter deux cuillerées de cette liqueur à un litre d'eau ordinaire, et de mêler par agitation; on obtient ainsi une eau de goudron titrée, d'une saveur aromatique agréable, parfaitement limpide, et jouissant de propriétés thérapeutiques incontestables.

Pour l'usage interne. — Si l'on veut boire l'eau de goudron coupée avec du vin en mangeant, il suffit d'ajouter deux cuillerées à bouche de liqueur de goudron à un litre d'eau ordinaire, ou d'une eau minérale quelconque (eaux de César, St Galmier, St-Alban, Condillac, etc.). Si l'on doit la boire entre les repas, on peut y ajouter du sucre ou de la réglisse, à sa convenance. On obtient ainsi une boisson agréable et des plus salutaires.

L'*eau de goudron* ainsi préparée est le remède héroïque pour combattre toutes les affections chroniques des membranes muqueuses. On l'emploie avec le plus grand succès dans toutes les formes de catarrhes vésicaux et pulmonaires, telles que : les catarrhes de la vessie et de l'urètre, les bronchites . aiguës ou chroniques, la phthisie, l'asthme, en un mot, dans toutes les affections de l'appareil génito-urinaire ou des organes respiratoires. Son action est merveilleuse dans certaines maladies de la peau, dans le rhumatisme, et dans les maladies épidémiques, le choléra, le scorbut, etc.; elle a rendu comme tonique et anti-septique des services signalés.

La dose est, dans la plupart des cas, d'un demi-litre à un litre par jour ; mais, dans les maladies de la peau et le rhumatisme, on peut, pendant les chaleurs, porter la dose à deux litres dans vingt-quatre heures.

Pour les traitements externes.— Les doses varient

selon l'usage. Ainsi, dans les maladies de la peau ou du cuir chevelu, dans les affections purulentes, pour tonifier et désinfecter les plaies, on emploie la liqueur pure en lavage ou en application. Son action est de beaucoup préférable à celle de l'acide phénique.

Pour injections, dans la blennorhée, la leucorrhée ou pertes blanches, la dose est de deux à quatre cuillerées de liqueur dans un verre d'eau. Contre le scorbut, les aphtes et le muguet des enfants, on met trois ou quatre cuillerées de la liqueur dans un demi-litre d'eau chaude ou froide pour faire des ablutions dans la bouche plusieurs fois par jour.

Enfin, dans certaines affections du larynx ou des poumons, dans l'asthme et la coqueluche, on emploie la liqueur pure à l'aide d'un pulvérisateur ou en fumigations.

Ces fumigations, préconisées surtout par le docteur Crichton, ont été employées avec succès en Angleterre, en Russie et en Prusse; elles se pratiquent en faisant bouillir sur une lampe à l'esprit de vin, pendant un quart d'heure matin et soir, et près du malade, quelques cuillerées de la liqueur pure; ou mieux encore : on place sur le vase contenant la liqueur en ébullition un entonnoir renversé, et le malade, se tenant à quelques centimètres de l'appareil, aspire la vapeur qui s'en dégage.

Liniment de Rosen. — En 1754, le professeur Rosen, de Rosenstein, publia à Upsal (Suède), la formule que nous suivons aujourd'hui pour la préparation de son liniment. Depuis cette époque, bon nombre de formulaires français ont publié des formules analogues, ayant toujours pour but l'économie, mais ne donnant que des produits ridicules et d'une action à peu près nulle.

Ce liniment, préparé d'après la véritable formule de Rosen, est un puissant stimulant ; on l'emploie dans tous les cas où l'on veut fortifier le système musculaire : contre les entorses, les rhumatismes chroniques, les névroses, etc. Mais où il produit des effets merveilleux, c'est chez les enfants atteints de faiblesses des reins, en frictions matin et soir, le long de la colonne vertébrale,

Magnésie. — On désigne communément sous le nom de Magnésie plusieurs sels ayant pour base le magnésium ; ce sont des poudres blanches, agissant toutes comme absorbantes et laxatives, mais à des degrés d'action bien différents.

Le sel le plus estimé, le seul qui devrait être employé en pharmacie, est la magnésie calcinée et hydratée, c'est-à-dire l'hydrate de magnésie, du *Codex*. Malheureusent ce sel est d'un prix élevé, et on lui substitue souvent la magnésie calcinée ordinaire, ou, ce qui est plus coupable, le carbonate de magnésie, vulgairement appelé : *Magnésie anglaise*.

L'*Hydrate de Magnésie* se présente sous la forme d'une poudre blanche, sans odeur ni saveur, et ne pouvant se conserver sans altération, que dans un flacon soigneusement bouché.

A la dose de deux cuillerées à bouche dans un verre d'eau sucrée, c'est un purgatif doux; mais à la dose d'une cuillerée seulement, il produit d'excellents effets, comme absorbant, dans tous les cas d'embarras gastriques.

Où l'hydrate de magnésie est indispensable, c'est comme antidote des poisons, et surtout de l'arsenic ; mais dans ce cas, je le répète, l'*hydrate* est indispensable, car la magnésie, calcinée même, ne produirait aucun résultat.

Moutarde. — La farine de moutarde sert à préparer les sinapismes et les bains sinapisés. C'est un puissant révulsif, qui, entre des mains habiles, peut rendre des services incalculables. Malheureusement il n'en est pas ainsi : peu de gens savent s'en servir; les uns, en y ajoutant du vinaigre pour en augmenter la force, arrivent juste au résultat contraire; les autres, en jetant la farine de moutarde dans de l'eau trop chaude, détruisent complètement son action.

Si l'on veut obtenir un topique très-actif et déterminer une dérivation énergique, on prépare le *sinapisme* en délayant une suffisante quantité de farine de moutarde dans l'eau froide ou tiède. Les sinapismes, ainsi faits, s'appliquent le plus souvent aux extrémités inférieures ; ils y attirent le sang, y déterminent de la rubéfaction et même de la vésication. Si le patient est privé de connaissance, il faut, de temps en temps, soulever le sinapisme et le retirer lorsque la peau est très-rouge.

Lorsque l'on veut se servir de ce moyen révulsif chez les jeunes enfants, il suffit de préparer un cataplasme de farine de lin, que l'on saupoudre ensuite de farine de moutarde.

Pour préparer un bain de pieds, on délaye 125 grammes de moutarde dans de l'eau froide, de manière à faire une bouillie très-claire ; on couvre le vase, et, après une demi-heure, on ajoute de l'eau chaude, de manière à amener le bain à la température convenable.

Odontalgique. — *V. Baume.*

Pastilles de Tamarin. — *V. Tamarin.*

Pepsine liquide de Besson au sirop d'écorces d'oranges amères. — En 1839, Wasmann, de Berlin, reprenant les travaux de Réaumur, Stevens, Spallanzani et de Beaumont, parvint à extraire la Pepsine des membranes muqueuses de l'estomac des ruminants, et il reconnut

que cette matière, dissoute dans un liquide appro-
prié, déterminait tous les phénomènes de la digestion artificielle, comme le ferait du suc gastrique
naturel. Depuis lors, la préparation de la pepsine
et du suc gastrique artificiel a été l'objet d'une
foule de travaux sérieux.

En 1852, le docteur Corvisart fit de nouvelles
expériences et les soumit à l'Académie des sciences.
Son but était d'administrer aux malades qui ne di-
gèrent pas, des aliments tout digérés par le sus gastrique artificiel, et de suppléer ainsi à la sécrétion
insuffisante de l'estomac dans le travail physiologique de la digestion. Alors la pepsine prit place
parmi les médicaments les plus importants que possède la thérapeutique ; nos plus célèbres physiolo-
gistes chantèrent ses merveilles et publièrent un
nombre considérable de travaux tendant tous à
prouver que le suc gastrique naturel doit toutes ses
propriétés digestives à deux éléments chimiques,
l'un acide, l'autre fermentifère, qui porte le nom de
pepsine, et que c'est ce dernier agent qui joue le
rôle le plus important dans le travail de la chymi-
fication ; qu'enfin, en dissolvant de la pepsine acidifiée dans de l'eau, on obtient un suc gastrique
artificiel qui, à la température de 36 degrés, possède la propriété de désagréger les matières ali-

mentaires fibrineuses et de les transformer très-
promptement en chyme absorbable.

D'où vient donc que ce médicament si précieux,
il y quinze ans, qui fut employé avec tant de succès
dans les hôpitaux, d'où vient, dis-je, qu'aujourd'hui
bon nombre de praticiens l'ont abandonné, ne comp-
tant que des insuccès? d'où vient cela? Le secret,
le voici :

La pepsine est au nombre des quelques préparations que le pharmacien le mieux outillé ne peut
préparer lui-même, parce qu'il lui faut pour cela un
appareil à évaporer dans le vide et une foule d'us-
tensiles qui n'existent dans aucun laboratoire de
pharmacie. Le pharmacien est donc obligé d'avoir
recours au commerce, c'est-à-dire aux trois ou
quatre fabricants de produits chimiques de Paris,
qui, sous le nom de pepsine, nous livrent le plus
souvent un mélange d'amidon grillé, d'albumine,
de fibrine, de pepsine devenue insoluble par suite
de la dessiccation et de quelques traces seulement
de pepsine soluble et active.

Inutile de parler des pilules de pepsine; tous les
praticiens savent en effet que cette substance s'agglutine d'une façon telle que, le plus souvent, les
malades rendent les pilules telles qu'ils les ont
avalées?

Le problème à résoudre était donc celui-ci : conserver la pepsine à l'état liquide et dans un véhicule possédant des propriétés analogues.

Le médicament que j'ai composé n'est donc pas un remède secret, mais tout simplement une forme nouvelle qui permet de conserver la pepsine dissoute et inaltérable pendant plusieurs mois et même plusieurs années.

Mon mode d'obtention est des plus simples ; j'obtiens la pepsine pure par le procédé bien connu et décrit dans les auteurs ; cela fait, au lieu de la soumettre à la dessiccation et de lui faire perdre ainsi toutes ses propriétés fermentescibles, je l'acidifie avec l'aide lactique, et je la délaye dans le sirop d'écorces d'oranges amères, qui, par son goût et son parfun suave, rend l'administration de la pepsine on ne peut plus facile.

Mon sirop est d'un goût très-agréable ; les personnes les plus délicates le prennent sans répugnance et même avec plaisir.

Chaque cuillerée à bouche contient exactement 25 centigrammes de pepsine acidifiée, et qui équivaut au moins à 2 grammes de pepsine amylacée du commerce.

La dose est, sauf dans quelques cas particuliers, d'une cuillerée à bouche immédiatement avant chaque repas. — Voir l'article *Dyspepsie*.

Perchlorure de fer. — L'action du perchlo-

rure de fer est de ccaguler le sang; on l'emploie
pour arrêter les hémorrhagies *internes* ou *externes*.

A l'*extérieur*, on arrête sur-le-champ l'écoulement du sang, en appliquant sur la plaie des compresses trempées dans un mélange d'une cuillerée
de perchlorure pour un verre d'eau. Si le sang ne
cessait pas de couler après quelques minutes, on
augmenterait la force du liquide en ajoutant une
nouvelle cuillerée de perchlorure au mélange.

A l'*intérieur*, dans les cas d'hémorrhagie, de cra-
chement ou de vomissement de sang, on en met de 10
à 20 gouttes dans un verre d'eau sucrée, que l'on
prend par cuillerée à bouche d'heure en heure.

Purgatifs. — V. *Tamarin.*

Pilules de Cynoglosse. — Ces pilules sont
fort employées comme calmant et sédatif du système nerveux; c'est un excellent moyen pour procurer du sommeil aux malades. On les conseille
toutes les fois qu'il y a insomnie ou surexcitation
du système nerveux.

Une ou deux pilules le soir en se couchant, trois
heures après le repas; une tasse d'infusion de tilleul par dessus.

Sangsues. — Lorsque l'on veut appliquer des
sangsues, il est bon de les retirer de l'eau pour les
faire *jeûner* pendant deux ou trois heures; quand

on veut les appliquer, on s'y prend ainsi : on lave la place avec de l'eau tiède ; on frotte légèrement les sangsues dans un linge, afin de les sécher et de les exciter à mordre ; on les met dans un petit verre et on les applique sur la partie malade.

Lorsque les sangsues sont paresseuses et refusent de prendre, on humecte l'intérieur du verre avec du vin, on y met ensuite les sangsues qui sont agacées par le contact du liquide alcoolique et mordent plus vivement.

Si les sangsues, après s'être remplies, restent trop longtemps attachées, c'est-à-dire plus de vingt minutes, il faut les saupoudrer légèrement de sel ; elles tomberont presque immédiatement.

Il est ordinairement nécessaire, après une application de sangsues, de mettre des cataplasmes ou de laver les trous avec de l'eau tiède, pour faciliter l'hémorrhagie encore deux ou trois heures. Il faut, du reste, à ce sujet, suivre les indications de son médecin.

On laisse ensuite les piqûres exposées à l'air libre, et le sang qui se coagule bouche bientôt les petites plaies. Si la perte du sang continue et menace d'affaiblir le malade, on peut l'arrêter par les moyens que j'ai indiqués à l'article *Hémorrhagie*.

Sinapismes. — V. *Moutarde*.

Sous-nitrate de bismuth.—A haute dose, c'est un poison irritant; à petite dose, c'est un calmant et un antispasmodique qui convient dans les névroses de l'estomac et du tube intestinal ; mais c'est surtout dans la diarrhée et la dyssenterie qu'il peut rendre de très-grands services.

Le meilleur moyen d'administrer le sous-nitrate de bismuth est de le mélanger avec partie égale de sucre et d'en prendre une cuillerée à café deux ou trois fois par jour.

Contre le coryza on prise ce mélange, comme du tabac, six ou huit fois par jour.

Sulfate d'alumine. — V. *Alun*.

Sulfate de Quinine. — De tous les médicaments anti-périodiques, le sulfate de Quinine est celui dont l'efficacité est la moins contestable Les fièvres intermittentes résistent rarement à son action, habilement ménagée. On l'emploie encore, et presque toujours avec succès, contre les névralgies qui reviennent par intervalles égaux.

L'administrer par prises d'environ 0.30 centigrammes ; une par jour, à distance des repas, dans un peu de café noir, et, point essentiel, trois heures au moins avant la venue de l'accès.

Tamarin (SIROP PURGATIF ET PASTILLES LAXATIVES DE). — *Formule du docteur de Bruc.* — Le

Tamarin est la pulpe du fruit du Tamarinier, bel arbre des Indes, de l'Asie occidentale et de l'Egypte, qui a été transplanté en Amérique. Le fruit est une gousse solide, longue de 10 à 12 centimètres, iné-galement renflée, contenant au milieu d'une pulpe abondante trois ou quatre semences rouges, lui-santes, anguleuses et comprimées. C'est cette pulpe jaunâtre, rouge ou brune, acide et sucrée, d'une odeur vineuse, traversée par trois forts filaments, et encore mêlée de semences, que l'on nous envoie après lui avoir fait subir un commencement d'éva-poration.

Elle nous vient de l'Afrique, de l'Asie et de l'Amé-rique méridionale, mais c'est surtout des foires du Caire que des millions de kilogrammes sont expé-diés chaque année en Europe.

Frais, le tamarin est un fruit aigrelet, très-agréable, que l'on mange dans les pays où on le re-cueille, avec autant de plaisir que nous mangeons les cerises et les fraises, et dont on fait une espèce de limonade. Les Turcs et les Arabes étant sur le point de faire un long voyage, pendant l'été, « achètent, dit Belon, des *tamarins*, non pour s'en servir comme d'un médicament, mais pour se désal-térer. C'est pour la même fin qu'ils font confire dans le sucre ou dans le miel des gousses de tamarins, soit petites et vertes, soit plus grandes et mûres, pour les emporter avec eux lorsqu'ils voyagent dans les déserts de l'Arabie. En Afrique, les nègres en composent une liqueur avec de l'eau-de-vie et du sucre ou du miel, pour apaiser leur soif, et c'est un moyen très-bien trouvé. » Pour l'usage médical, la préparation est fort simple. On ouvre les gousses bien mûres, on en retire la pulpe sans en séparer les semences, on la place par couches dans des barils ; on verse dessus un sirop bouillant qui pénètre jusqu'au fond. Dans quelques pays, on fait subir à cette pulpe une légère coction dans des bassines de cuivre afin de l'empêcher de moisir ou de fermenter, ce qui explique la présence du cuivre que l'on trouve trop souvent dans cette substance, et qui a retardé si longtemps son introduction dans la médecine française. Mais aujourd'hui, grâce au bon choix que nous faisons de nos tamarins, grâce à nos procédés de manipulation et surtout à nos appareils spéciaux pour la cuite de notre sirop, on peut faire usage de ce précieux purgatif sans craindre d'encourir le moindre inconvénient.

Le tamarin n'est donc pas un de ces remèdes peu connus pour lesquels une réclame pompeuse est absolument nécessaire, soit pour établir son origine, soit pour établir ses propriétés médicales.

La meilleure preuve de sa valeur est la grande consommation qui se fait de ce fruit, en Amérique, dans les Indes, dans toute l'Arabie, en Egypte, au Sénégal, et enfin en Italie où il est devenu, à bon droit, le remède universel.

Son usage en Asie remonte à la plus haute antiquité. Il entrait dans la composition des remèdes les plus célèbres. Les médecins arabes et égyptiens en font un grand cas pour combattre la jaunisse et les coliques bilieuses; ils le préfèrent au suc d'herbes, comme dépuratif du sang et des humeurs, et le conseillent comme rafraîchissant et laxatif dans toutes les fièvres inflammatoires résultant d'une irritation des muqueuses de l'estomac et des intestins; enfin, en Amérique, il a été employé, avec le plus grand succès, pour combattre les fièvres putrides et typhoïdes, et, dans les fièvres jaunes, il a rendu des services signalés.

En résumé, l'EXTRAIT OU SIROP DE TAMARIN est rafraîchissant, laxatif ou purgatif, suivant les doses. Comme acidule et tempérant, il convient dans toutes les maladies inflammatoires, les affections fébriles, l'hépatite; comme laxatif, il évacue le canal intestinal sans causer d'irritation ni locale ni générale, aussi convient-il dans toutes les affections abdominales, la jaunisse, les maladies de peau, les fièvres putrides, bilieuses, catarrhales, etc.

A dose plus élevée, il agit comme purgatif, en

augmentant la sécrétion muqueuse, l'écoulement de la bile et du suc pancréatique ; il détermine la contraction de la tunique musculeuse des intestins et presse ainsi la sortie des matières alvines ou putrides, résidus fermentifères de tout ce qui a résisté à la digestion.

DOSES. — S'il s'agit de débarrasser promptement le tube intestinal du résidu des digestions et d'obtenir une véritable purgation, on en prendra le matin, à jeun, trois ou quatre cuillerées à bouche, pur ou délayé dans de l'eau chaude ou froide, au goût du malade ; une demi-heure après, pour faciliter l'effet purgatif, on prend deux ou trois tasses de bouillon, de thé, ou d'une boisson quelconque, légère et chaude.

Si, au contraire, une action lente, continue, est nécessaire pour entretenir la liberté du ventre et provoquer, sans irritation, des évacuations peu abondantes, comme dans la constipation, par exemple, une à deux cuillerées à bouche suffisent, prises pures ou dans un demi-verre d'eau, le matin ou immédiatement avant le repas.

Pour faire une boisson rafraîchissante des plus agréables, propre à calmer cette soif ardente qui dévore les personnes atteintes de maladies inflammatoires, avec fièvre, il suffit de mettre deux cuillerées d'*Extrait de tamarin* dans un litre d'eau froide, ou mieux dans une bouteille d'eau minérale gazeuse quelconque (Eaux de *César*, *Saint-Galmier*, *Saint-Alban*, *Condillac*, etc.), et de prendre cette boisson par verrée dans le courant de la journée.

Nota. — L'*Extrait ou sirop de tamarin* est le meilleur purgatif vermifuge connu et le plus commode à administrer aux enfants. Il suffit d'une ou deux cuillerées à bouche, selon l'âge, dans un peu d'eau, le matin, à jeun.

PASTILLES DE TAMARIN. — Les pastilles d'*Extrait de tamarin* jouissent des mêmes propriétés que le sirop et peuvent être employées contre la constipation et comme digestives, à la dose de dix ou vingt pastilles par jour prises avant le repas.

Thé. — Le thé est la feuille d'un arbrisseau qui croît en Chine, au Japon, à la Cochinchine, et, en général, dans toute l'Asie orientale. Mes lecteurs pourront se former une idée de cet arbrisseau en considérant ces élégants arbustes cultivés dans nos pays sous le nom de *camélias*.

On cultive ces arbrisseaux en grand, sur les coteaux exposés au midi, et qui se trouvent dans le voisinage des ruisseaux et des rivières ; on récolte la feuille deux ou trois fois par an. De cette récolte vient la distinction des thés en deux grandes classes : les thés verts qui sont préparés avec les feuilles de la première récolte et sont plus amers, plus astringents ; les thés noirs qui proviennent de la dernière récolte et sont plus doux, plus parfumés et moins astringents.

On ne saurait nier que cette boisson ne convienne singulièrement dans les climats froids ét humides, et aux peuples presque toujours lymphatiques qui les habitent.

Le thé produit chez eux une légère transpiration; il excite leur cerveau paresseux, réveille leurs sens engourdis, et précipite la digestion des viandes rôties et des légumes cuits à l'eau, dont ils font un usage habituel.

En France, le thé a fait son apparition en 1666, et l'on peut dire que, de nos jours, il n'est pas mieux connu.

Les consommateurs n'attachent pas, en général, assez d'importance au choix des thés dont ils font usage. De ce choix, cependant, dépend l'action favorable ou nuisible de cette substance sur la santé.

Ainsi, par exemple, on ne saurait employer indifféremment le thé noir et le thé vert.

Voici, à l'appui de cette assertion, l'opinion de l'un des professeurs à la Faculté de médecine de Paris :

« Le thé vert occasionne des troubles nerveux, caractérisés par des bâillements, des agacements, une irritabilité insolite, des pincements dans la région de l'estomac, des palpitations de cœur, des tremblements légers dans les membres ; il laisse une faiblesse assez notable, et souvent un sentiment incommode de brisement et de courbature.

« L'infusion de thé noir produit au contraire un sentiment général de bien-être, une heureuse disposition aux travaux de l'esprit et du corps et une distribution plus régulière de la chaleur animale. L'infusion du thé noir a, en outre, l'avantage de ne laisser ni *faiblesse* ni *maladie*. »

Ventouses. — Les ventouses sont de petites cloches de verre sous lesquelles on fait un vide plus ou moins complet, pour déterminer vers la peau un afflux sanguin et révulsif qui se manifeste par de la rougeur et du gonflement. Les ventouses sont *sèches* ou *scarifiées*.

Pour appliquer une ventouse sèche, on allume dans la petite cloche un morceau de papier, qui s'éteint de lui-même : l'air est raréfié par la combustion ; il se forme un vide dans le vase, et son ouverture étant aussitôt mise en contact avec la peau, la portion de téguments, qui est ainsi soustraite à la pression de l'air atmosphérique, rougit et se gonfle par l'afflux du sang ou des humeurs. Si la ventouse a été appliquée sur l'orifice d'un foyer purulent, ou sur une ouverture quelconque, telle que des piqûres de sangsues , elle fait l'office d'une pompe aspirante, et les humeurs ou le sang s'épanchent dans le vase. Lorsque l'on veut ensuite enlever la ventouse, il faut avoir soin de déprimer la peau avec le doigt sur un point quelconque de la circonférence du vase, pour donner accès à l'air.

Les ventouses scarifiées sont celles au moyen desquelles on tire une certaine quantité de sang. Pour cela, on applique la cloche comme je viens de l'indiquer, et lorsque la peau est rouge et chaude, on fait à sa surface de petites incisions que l'on nomme scarifications ; on réapplique la ventouse sur le point scarifié, et on la laisse tant que le sang s'écoule dans son intérieur.

Vésicatoires. — Les vésicatoires sont des topiques qui, appliqués sur la peau, déterminent à la surface du derme une sécrétion séreuse, par laquelle l'épiderme est soulevé de manière à former une ampoule ; tels sont : la moutarde, le garou, l'ammoniaque, le thapsia et surtout les cantharides. On applique le plus souvent les vésicatoires sous forme d'emplâtres, de cataplasmes ou de taffetas.

L'emplâtre vésicatoire doit rester appliqué de douze à vingt-quatre heures, selon le sujet ; on l'enlève ensuite, en ayant soin de ne pas déchirer, s'il est possible, l'épiderme soulevé.

Lorsqu'il faut établir une longue suppuration à la surface d'un vésicatoire, on enlève rapidement l'épiderme, et, après un premier pansement avec du cérat ou du beurre frais, on recouvre la surface du derme mis à nu par du papier ou de la pommade épispastique.

Quand le médecin ordonne un vésicatoire *volant*, c'est-à-dire qui ne doit pas être entretenu, on enlève l'emplâtre, comme pour le précédent, au bout de douze ou vingt-quatre heures, et l'on se borne à percer la cloche pour laisser écouler la sérosité, sans enlever l'épiderme de dessus la plaie. On peut ensuite panser celle-ci comme une brûlure, avec un morceau de coton cardé, qui, en s'y attachant, en opère promptement la dessiccation; ou bien on applique un linge fin ou du papier Joseph enduits de cérat ou du beurre frais.

L'application d'un vésicatoire à la cantharide peut donner lieu à une assez forte irritation vésicale, qui se calme rapidement par l'usage de boissons émollientes et de cataplasmes de farine de lin sur l'abdomen. On peut prévenir cette inflammation des voies urinaires en faisant camphrer le vésicatoire.

Vin d'Ipécacuanha. — Le vin d'ipécacuanha est un des remèdes les plus précieux de la pharmacie de famille; à chaque instant du jour et de la nuit on peut avoir besoin de ce médicament, et le plus souvent, dans des circonstances où une heure d'attente peut avoir les plus funestes conséquences.

Pendant longtemps, dans un but d'économie sans doute, on a donné la préférence au sirop d'ipécacuanha; mais il est bien établi aujourd'hui que le sirop ne dissout pas tout le principe actif de l'ipécacuanha, et que le vin de Xérès doit lui être préféré.

Le vin d'ipécacuanha est émétique, tonique, stimulant, suivant les doses; fréquemment employé comme vomitif; son action est moins sûre, mais aussi moins irritante que celle du tartre stibié. On le préfère dans la médecine des enfants. La dose, comme vomitif, est de deux à quatre cuillerées à bouche pour les grandes personnes, une à deux cuillerées à bouche pour les enfants.

FIN

Lyon. — Imp. du *Salut Public.*—Bellon, rue Impériale, 33.

FAC-SIMILE

www.ingramcontent.com/pod-product-compliance
Lightning Source LLC
LaVergne TN
LVHW050403060726
842524LV00002B/450